Neurología ortopédica

Exploración diagnóstica
de los niveles medulares

Neurología ortopédica

Exploración diagnóstica de los niveles medulares

2.ª edición

J. D. Hoppenfeld, MD
Interventional Pain Management
Medical Director
Southeast Pain & Spine Care
Charlotte, North Carolina

Stanley Hoppenfeld, MD
Clinical Professor of Orthopedic Surgery (Retiredo)
Albert Einstein College of Medicine
Bronx, New York

En colaboración con
Richard Hutton

Ilustraciones médicas de
Hugh Thomas y Bernie Kida

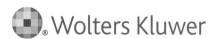 Wolters Kluwer

Philadelphia • Baltimore • New York • London
Buenos Aires • Hong Kong • Sydney • Tokyo

Av. Carrilet, 3, 9.ª planta, Edificio D - Ciutat de la Justícia
08902 L'Hospitalet de Llobregat
Barcelona (España)
Tel.: 93 344 47 18
Fax: 93 344 47 16
Correo electrónico: consultas@wolterskluwer.com

Revisión científica
Capítulos: Introducción, 1, 2, 3, 5
Dra. Claudia A. Obil Chavarría
Cirujana Ortopedista
Hospital Español de México
Alta Especialidad en Cirugía de Columna Vertebral
Instituto Nacional de Rehabilitación
Maestría en Ciencias Médicas
Instituto Nacional de Cardiología "Ignacio Chávez", UNAM

Capítulo 4
Dr. Ozcar Felipe García López
Presidente de la Asociación Mexicana de Cirujanos de Columna
Profesor del curso de Posgrado de la Clínica de Columna
Hospital General La Villa

Traducción
Martha Elena Araiza Martínez
Médico General

Germán Arias Rebatet
Cirujano General

Dirección editorial: Carlos Mendoza
Editor de desarrollo: Karen Estrada
Gerente de mercadotecnia: Juan Carlos García
Cuidado de la edición: M&N Medical Solutrad S.A. de C.V
Maquetación; M&N Medical Solutrad S.A. de C.V
Creación de portada: Jesús Esteban Mendoza Murillo
Impresión: R. R. Donnelley-Shenzhen / Impreso en China

Dedicatoria

A mi esposa, Brie y a mis hijos, Palmer y Emery, quienes llenan de satisfacción mi vida diaria.

A mi padre, quien me enseñó la importancia de la frase que se encuentra al inicio de todos sus libros "A todas las personas que preservaron estos conocimientos, que los enriquecieron y los transmitieron a otra generación". A mi madre por su amor y apoyo continuos.

A todos mis colegas del Southeast Pain & Spine Care. El nivel con el cual atienden a sus pacientes en forma cotidiana es ejemplo de la mejor medicina.

Al doctor Brandon Valentine por su revisión del capítulo de extremidad superior.

Al NYU Department of Neurology, que proporciona la mejor capacitación y un entorno maravilloso para el crecimiento.

A la Chicago Medical School.

J. D. Hoppenfeld

A mi familia

Stanley Hoppenfeld

Prólogo

Han pasado varios años desde la primera edición de esta obra; sin embargo, la anatomía básica no se ha modificado. Este libro contiene mejoras en las ilustraciones médicas y en las técnicas de enseñanza. La versión actualizada facilita y clarifica el aprendizaje de la anatomía. Esta nueva edición también refleja los avances en el diagnóstico y tratamiento de pacientes con lesiones de la columna vertebral.

J. D. Hoppenfeld

Prólogo a la edición previa

Hace años sentí la necesidad de contar con un manual que redujera el diagnóstico de los niveles neurológicos a sus denominadores comunes y que los combinara con los principios básicos de neurología para ayudar en la valoración de los problemas de la médula espinal y raíces nerviosas. Conforme el libro empezó a tomar forma en mi mente, se hizo aparente que los aspectos más importantes para transmitir esa información dependerían de su organización y de la claridad de las ilustraciones. La estructura final debería ser simple y clara, e incluir el material esencial para enseñar los conceptos cruciales de la exploración y el diagnóstico.

Este libro fue escrito para quienes desean comprender con mayor claridad los conceptos *clínicos* de los niveles neurológicos. Esta obra ha sido diseñada para leerse en forma secuencial, de inicio a fin. Cada capítulo presenta, en primer lugar, información neurológica básica y después proporciona la importancia clínica aplicable para el diagnóstico de las enfermedades neurológicas más comunes. El patrón de enseñanza avanza del concepto a la práctica y de las reglas generales a la aplicación específica.

Sin embargo, la experiencia clínica continúa siendo la clave para la comprensión real. Un libro no puede hacer más que presentar de manera clara y concisa los métodos sugeridos de valoración. En interés de la claridad, se ha simplificado parte de la información presentada. Por ejemplo, las manifestaciones clínicas para cada nivel neurológico se estilizaron para establecer conceptos y hechos básicos fáciles de comprender; la experiencia clínica descubrirá las variaciones y excepciones que surgen en los pacientes individuales. Como dijera Goethe: "Lo que uno sabe, uno lo ve".

Esta obra es una expresión de mi experiencia en la enseñanza en el Albert Einstein College of Medicine donde acuden residentes de ortopedia, neurocirugía, neurología, medicina física y medicina familiar, así como fisioterapeutas, quienes buscan este conocimiento. Espero que esta información y, en especial, la forma en que se ha organizado, proporcione la comprensión necesaria para valorar la afección de los niveles neurológicos.

Stanley Hoppenfeld

Reconocimientos

A Richard Hutton por su lealtad y devoción a este proyecto. Su amistad personal, sentido de organización y conocimiento del idioma inglés ayudaron a hacer posible este libro. A Hugh Thomas por su arte excepcionalmente fiel, que dio origen a las ilustraciones de este libro. Aprecio mucho su amistad personal durante estos años.

A mis compañeros asistentes al Albert Einstein College of Medicine, quienes me apoyaron durante la redacción y enseñanza de este material: Uriel Adar, David M. Hirsh, Robert Schultz, Elias Sedlin y Rashmi Sheth. A los becarios británicos, que participaron en la enseñanza de la neurología ortopédica durante su estancia con nosotros en el Albert Einstein College of Medicine: Clive Whalley, Robert Jackson, David Gruebel-Lee, David Reynolds, Roger Weeks, Fred Heatley, Peter Johnson, Richard Foster, Kenneth Walker, Maldwyn Griffiths, John Patrick y Robert Johnson. A los residentes de ortopedia del Albert Einstein College of Medicine, por permitirme el placer de enseñar este material.

Al Hospital for Joint Diseases, que me otorgó el *Frauenthal Fellowship* y me brindó exposición mundial a los problemas de la columna vertebral. Al Hospital Rancho Los Amigos por la educación que recibí en las áreas de paraplejía y deformidades de la columna vertebral de los niños. Al Lodge Moor Paraplegic Center, donde adquirí gran parte de mi experiencia en el tratamiento de pacientes parapléjicos.

A Maldwyn Griffith, quien se tomó el tiempo para ayudarnos a reorganizar el manuscrito, dándole nueva vida. A John Patrick, por ayudarme en la revisión constante con sugerencias positivas y con la preparación de una bibliografía adecuada. A Al Spiro por tomarse el tiempo de revisar el manuscrito, hacer muchas sugerencias valiosas y defender el punto de vista especial de la neurología pediátrica. A Gabriella Molnar, a quien agradezco por la revisión del manuscrito inicial, por sus sugerencias positivas y por revisar la versión final. A Arthur Abramson en agradecimiento por su detallada revisión de las secciones de paraplejía y tetraplejía. Él proporcionó una caja de resonancia contra la cual probé muchas ideas. A Ed Delagi por la revisión del manuscrito y por ser amigo cuando lo necesitaba. A Charlotte Shelby en agradecimiento por su revisión del manuscrito y las sugerencias editoriales durante ese maravilloso crucero por el Caribe.

A Victor Klig por toda su ayuda en el desarrollo del soporte vertebral electrónico y la valoración de la inervación neurológica de los músculos paraespinales. A Paul Harrington por su brillantez en el enfoque quirúrgico de la columna vertebral y por hacerme apreciar cómo mejorar la alineación de la columna vertebral, haciendo que la vida de muchos pacientes sea más completa y rica. A W. J. W. Sharrard en agradecimiento por el tiempo que pasó conmigo durante mi beca en Sheffield. Mi conocimiento de los niños con meningomielocele se basa en su enseñanza, así como en la mayor parte de mi comprensión sobre los niveles neurológicos, a partir de su investigación básica de la participación de células del asta anterior en pacientes con poliomielitis. A

Sir Frank Holdsworth por el tiempo que pasó conmigo discutiendo problemas de la columna vertebral durante mi visita a Sheffield. Mi comprensión de la estabilidad de la columna se basa en su trabajo. Al Sr. Evans y al Sr. Hardy de Sheffield en agradecimiento por el tiempo que pasaron conmigo en el Paraplegic Center. A Jacquelin Perry, quien, durante mi beca, pasó muchas horas educándome en las áreas de paraplejía y deformidades infantiles. A Herman Robbins, quien, durante mi residencia, hizo hincapié en la valoración neurológica de los pacientes con problemas de la columna vertebral. A Emanuel Kaplan por abrir la puerta a la neurología para cirujanos ortopedistas al traducir al inglés el libro de texto de Duchenne, *Physiology of Motion* y por tomarse el tiempo para instruirme en estos asuntos. A Ben Golub, quien se ha tomado el tiempo de valorar columnas vertebrales y ha transmitido este conocimiento especial a todo el personal residente. A Alex Norman por sus enseñanzas especiales en radiología de la columna vertebral. A Al Betcher por enseñarme la valoración del nivel neurológico de pacientes con anestesia raquídea. A Joe Milgram por toda su ayuda durante y después de mi residencia en el Hospital for Joint Diseases.

A Alf Nachemson, mi amigo de mucho tiempo, con quien he pasado muchas horas revisando trastornos de la columna vertebral. A Nathan Allan y Mimi Shore, mis amigos personales y de profesión, que siempre han compartido sus conocimientos de profesión y prácticos conmigo. A Al Grant y Lynn Nathanson por su ayuda en la administración del Meningomyelocele Service. A mis colegas neurocirujanos, en particular a Ken Shulman, Stephen Weitz y Hugh Rosomoff, con quienes he tenido el placer de compartir la atención de pacientes, la cirugía y numerosas discusiones sobre problemas neurológicos. A Roberta y David Ozerkis, por toda una vida de amistad y ayuda. A Frank Ferrieri por su amistad y apoyo.

A Arthur y Wilda Merker, mis amigos. Parte de la redacción de este libro se realizó en su adorable casa junto al mar. A Muriel Chaleff quien, a través de los esfuerzos personales, proporcionó un toque profesional en la preparación de este manuscrito. A Lauretta White, quien fue la más devota en la preparación de este manuscrito. A Anthea Blamire, que fue de gran ayuda al escribir esta obra. A Lew Reines por su ayuda en el manejo del manuscrito y la producción de la primera edición. A Fred Zeller por su organización en la distribución de la primera edición en todo el mundo. A Brooks Stewart por su ayuda para convertir el manuscrito y llevarlo a su forma final. A nuestro editor, J. B. Lippincott Company, quien ha llevado este proyecto a una conclusión exitosa.

Contenido

Parte 2   Lesiones de la médula espinal por nivel neurológico

Introducción

La médula espinal se divide en segmentos. Las raíces nerviosas salen de la médula espinal en cada nivel segmentario y son numeradas con respecto al nivel del cual salen. Existen ocho nervios cervicales, 12 torácicos, cinco lumbares y cinco sacros. Los segmentos C5-T1 inervan las extremidades superiores y los segmentos T12-S4, las extremidades inferiores; estas dos secciones de la médula espinal tienen la mayor importancia clínica.

Las enfermedades que afectan la médula espinal y las raíces nerviosas a menudo producen síntomas y signos en las extremidades de acuerdo con el nivel neurológico específico. Estos niveles pueden diagnosticarse clínicamente, porque cada nivel de lesión tiene su propio patrón característico de desnervación.

Los denominadores comunes en las lesiones para la médula espinal o las raíces nerviosas dependen del patrón segmentario de alteración de la fuerza motora, de la sensibilidad y reflejos en las extremidades. La valoración de la integridad de los niveles neurológicos depende del conocimiento de los *dermatomas, miotomas* y *reflejos*. Diferentes dermatomas (áreas de sensibilidad en la piel que reciben inervación de un segmento medular) y miotomas (grupos de músculos inervados por un segmento medular) se afectan dependiendo del nivel lesionado y de si la enfermedad afecta la médula espinal o las raíces nerviosas que salen de ella. A través de la valoración clínica de la fuerza motora, sensibilidad y reflejos puede establecerse el nivel neurológico correcto de afección.

Fuerza motora

Los estímulos para la fuerza motora se transportan en la médula espinal a través de tractos largos y, en particular, a través de los haces corticoespinales. La interrupción de las raíces nerviosas causa desnervación y parálisis de sus miotomas; la interrupción de dichos haces causa parálisis espástica (fig. I-1). La presión sobre una raíz nerviosa puede producir disminución de la fuerza muscular que puede valorarse mejor a través de los estándares establecidos por la National Foundation of Infantile Paralysis, Inc., Committee on After-Effects y adoptada por la American and British Academies of Orthopaedic Surgeons (tabla I-1).

En el aprendizaje para calificar la fuerza muscular, es mejor recordar que el músculo con fuerza grado 3 puede mover la articulación en su arco de movimiento contra la gravedad. Por arriba del grado 3 (grados 4 y 5)

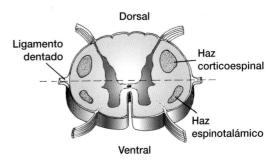

FIGURA I-1 Haces corticoespinal y espinotalámico.

TABLA I-1 CALIFICACIÓN DE LA FUERZA MUSCULAR

CALIFICACIÓN	DESCRIPCIÓN
5: normal	Arco de movimientos completo contra la gravedad, con resistencia plena
4: buena	Arco de movimientos completo contra gravedad con cierta resistencia
3: regular	Arco de movimientos completos contra gravedad
2: mala	Arco de movimientos completos una vez que se ha eliminado la gravedad
1: movimiento apenas perceptible	Evidencia de ligera contractilidad. Sin movimiento articular
0: sin respuesta	Sin evidencia de contractilidad

se añade resistencia a la prueba muscular; por debajo del grado 3 (grados 2, 1 y 0) se elimina la gravedad como factor.

Las pruebas musculares deben repetirse en forma regular para determinar si el nivel de la lesión ha cambiado o bien, si ha aparecido parálisis muscular adicional o mejoría clínica. Las pruebas musculares contra resistencia ayudan a determinar si el músculo se fatiga con facilidad, lo que implica debilidad y afección neurológica.

Sensibilidad

La sensibilidad al dolor y temperaturas se transportan en la médula espinal a través del haz espinotalámico lateral, mientras que el tacto se transporta a través del haz espinotalámico ventral (fig. I-1). Las enfermedades de la médula espinal o de las raíces nerviosas ocasionan pérdida del tacto ligero, seguido de pérdida de la sensibilidad al dolor. Durante una recuperación por una lesión nerviosa, la sensibilidad al dolor se restablece antes que el tacto ligero. Las dos sensaciones se analizan por separado; el tacto ligero con un hisopo y el dolor con estimulación con aguja.

Cuando se valora el dolor, se usa una aguja para realizar un movimiento de punción suave. Las estimulaciones con aguja deben realizarse en sucesión pero no con demasiada rapidez. Una rueda giratoria con agujas es un método alternativo excelente para valorar las alteraciones en la sensibilidad, porque pueden utilizarse dos ruedas giratorias con aguja de forma simultánea en cada lado, para permitir la comparación bilateral. También pueden utilizarse alfileres de seguridad. No se recomienda el uso de agujas porque poseen superficies cortantes que pueden lesionar al paciente. Una vez que se ha encontrado el área de alteración de la sensibilidad, puede realizarse la localización con mayor precisión mediante pruebas repetidas del área pasando de aquélla con disminución de la sensibilidad hacia el área de sensibilidad normal. Las pruebas de sensibilidad dependen en gran medida de respuestas subjetivas, por lo que es necesaria la cooperación plena del paciente.

Después que se ha valorado la sensibilidad, los resultados deben registrarse en un diagrama de dermatomas como sensibilidad normal, hiperestesia (sensibilidad incrementada), hipoestesia (disminuida), disestesia (alterada) o anestesia (sensibilidad ausente).

Reflejos

Los reflejos de estiramiento están compuestos de un órgano capaz de responder al estiramiento (huso muscular), un nervio periférico (axón), una sinapsis en la médula espinal y fibras musculares (fig. I-2). Los impulsos descienden del encéfalo a lo largo

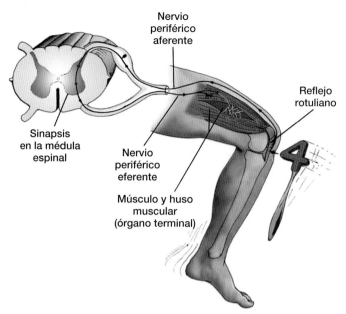

Nervio
periférico
aferente

Reflejo
rotuliano

Sinapsis
en la médula
espinal

Nervio
periférico
eferente

Músculo y huso
muscular
(órgano terminal)

FIGURA I-2 Arco del reflejo osteotendinoso profundo.

de haces largos (neurona motora superior) para modular los reflejos. Como regla general, la interrupción del arco reflejo básico ocasiona pérdida del reflejo, mientras que las presiones en la raíz nerviosa misma pueden disminuir la intensidad (hiporreflexia). La interrupción del control regulador de las neuronas motoras superiores sobre el reflejo finalmente causará que se tornen hiperactivos (hiperreflexia).

Los reflejos deben reportarse como normales, incrementados o disminuidos, una valoración que requiere que se compare un lado con el opuesto. La comparación bilateral proporciona una forma directa, accesible e inmediata para detectar cualquier alteración en los reflejos y es esencial para un diagnóstico preciso de enfermedad porque el grado de actividad refleja varía de una persona a otra.

El concepto de determinar el nivel neurológico implica la valoración de las lesiones de la columna vertebral, anomalías del desarrollo, hernias de disco, osteoartritis y procesos patológicos de la médula misma. Todos estos trastornos patológicos ocasionan una distribución segmentaria de signos neurológicos en las extremidades, por su efecto directo sobre la médula espinal y raíces nerviosas.

Obsérvese que la diferencia en las manifestaciones entre las enfermedades de la médula espinal, las raíces nerviosas y nervios periféricos se reflejan en las diferencias en la distribución de las manifestaciones neurológicas de fuerza muscular, sensibilidad y reflejos. Aunque cada dermatoma y miotoma recibe inervación de un nivel medular y a través de un nervio periférico, cada uno tiene su propio patrón distintivo de inervación.

Lesiones de raíces nerviosas por nivel neurológico

Valoración de lesiones de raíces nerviosas que afectan las extremidades superiores

1

Se lleva a cabo la exploración por nivel neurológico con base en el hecho de que los efectos de la patología en la columna cervical a menudo se manifiestan en las extremidades superiores (fig. 1-1). Los problemas que afectan la médula espinal o las raíces nerviosas que emanan de la médula pueden manifestarse en la extremidad como debilidad o anomalía muscular, reflejos anormales y disminución sensitiva; la distribución de los hallazgos neurológicos depende del nivel afectado. Por tanto, un examen neurológico de la extremidad ayuda a identificar cualquier compromiso en niveles neurológicos; también permite valorar diversos problemas originados en la médula espinal o sus raíces nerviosas.

Las siguientes pruebas diagnósticas demuestran la relación entre los problemas neurológicos en la extremidad superior y la patología que afecta las raíces nerviosas cervicales. Por cada nivel de la columna cervical, deben evaluarse la capacidad motora, así como los reflejos y áreas de sensibilidad en la extremidad superior para poder identificar el nivel afectado. Se comienzan las pruebas de raíces nerviosas individuales con C5, la primera contribución al plexo braquial importante en la clínica. Si bien C1 a C4 no se incluyen en las pruebas por la dificultad de evaluarlas, es indispensable recordar que el segmento C4 es la inervación principal al diafragma (a través del nervio frénico).

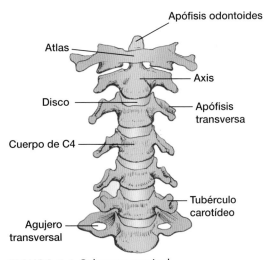

FIGURA 1-1 Columna cervical.

Pruebas de cada una de las raíces nerviosas: C5 a T1

Nivel neurológico C5

Pruebas musculares

El deltoides y el bíceps son los dos músculos más fáciles de estudiar con inervación de C5. El deltoides es un músculo inervado casi sólo por C5; el bíceps está inervado por C5 y C6, y la evaluación de su inervación por C5 puede dificultarse un poco por esta superposición (fig. 1-2).

Deltoides: C5 (nervio axilar): El deltoides en realidad es un músculo con tres partes. El

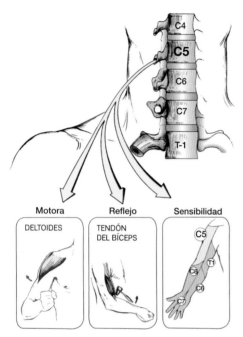

FIGURA 1-2 Nivel neurológico C5.

C5, C6 (nervio supraescapular).
2. Deltoides (parte media).
    C5, C6 (nervio axilar).
Abductores secundarios del hombro:
1. Deltoides (partes anterior y posterior).
2. Serrato anterior (por acción estabiliza-dora directa en la escápula, ya que para la abducción del hombro se necesita una escápula estable).

Hay que colocarse detrás del paciente y estabilizar el acromion. Se desliza la mano estabilizadora un poco en sentido lateral para que mientras se estabiliza la cintura escapular, también pueda palparse la porción media del deltoides.

Se pide al paciente que abduzca el brazo mientras mantiene el codo flexionado a 90°. A medida que el paciente realiza la abducción, se aumenta de manera gradual la resistencia al movimiento hasta determinar la resistencia máxima que el paciente puede vencer (fig. 1-5). Se registran los hallazgos de acuerdo con la escala de graduación muscular (*véase* pág. 2).

Bíceps: C5 a C6 (nervio musculocutáneo): El bíceps es un flexor del hombro y el codo, y un supinador del antebrazo (fig. 1-6); para comprender su función completa, hay que imaginar a un hombre que mete un sacacorchos en una botella de vino (supinación), tira del corcho (flexión del codo) y bebe el vino (flexión del hombro) (fig. 1-7).

deltoides anterior flexiona, el deltoides medio abduce y el deltoides posterior extiende el hombro; de los tres movimientos, el deltoides tiene mayor potencia para la abducción (fig. 1-2). Como el deltoides no actúa solo en ningún movimiento, a veces es difícil aislarlo para valorarlo. Por tanto, hay que notar su fuerza relativa en la abducción, su plano de movimiento más fuerte (fig. 1-3).

Abductores primarios del hombro (fig. 1-4):
1. Supraespinoso.

Función de las tres partes del músculo deltoides

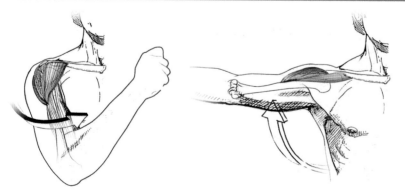
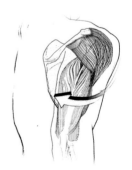

Deltoides anterior   Deltoides lateral   Deltoides posterior

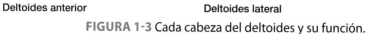

FIGURA 1-3 Cada cabeza del deltoides y su función.

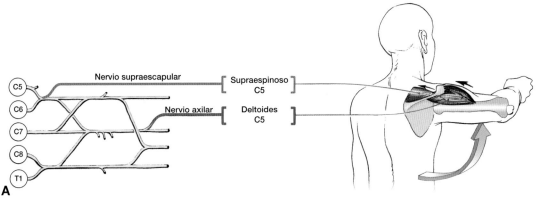

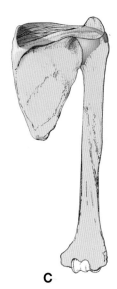

FIGURA 1-4A Abducción del hombro.

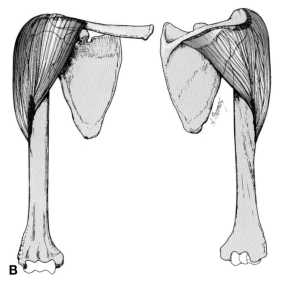

FIGURA 1-4B *Deltoides.*

Origen: Tercio lateral de la clavícula, superficie superior del acromion, espina de la escápula.

Inserción: Tuberosidad deltoidea del húmero.

FIGURA 1-4C *Supraespinoso.*

Origen: Fosa supraespinosa de la escápula.

Inserción: Faceta superior de la tuberosidad mayor del húmero, cápsula de la articulación del hombro.

Para confirmar la integridad neurológica de C5, el bíceps debe estudiarse sólo para la flexión del codo. Debido a que el músculo braquial, el otro flexor principal del codo, también está inervado por C5, al valorar la flexión del codo, se tiene un indicador razonable de la integridad de C5.

Para valorar la flexión del codo, hay que colocarse frente al paciente, un poco hacia el lado del codo que se examinará. Se estabiliza la extremidad superior justo proximal a la articulación del codo, con la mano ahuecada en torno de la parte posterior del codo. El an-

tebrazo debe permanecer en supinación para prevenir la sustitución muscular, que puede ayudar a la flexión del codo.

Se pide al paciente que flexione el brazo lentamente. Se aplica resistencia a medida que el paciente se aproxima a los 45° de flexión; se determina la resistencia máxima que el paciente pueda vencer (fig. 1-8).

Prueba de reflejos

Reflejo bicipital: El reflejo bicipital es sobre todo indicador de la integridad neurológica de C5; también tiene un componente menor

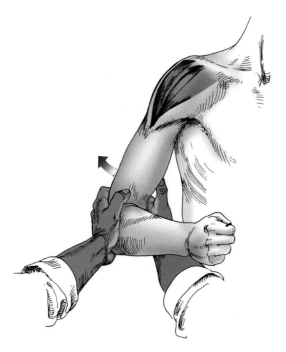

FIGURA 1-5 Prueba muscular para la abducción del hombro.

de C6. Hay que observar que, debido a que el bíceps tiene dos niveles principales de inervación, la fuerza del reflejo debe ser sólo dis-

cretamente menor que la fuerza del reflejo del lado contrario para indicar un trastorno. Es esencial comparar ambos lados del cuerpo.

Para probar el reflejo del músculo bíceps, se coloca el brazo del paciente de manera que descanse con comodidad por encima del antebrazo del examinador. La mano del examinador debe estar bajo el lado medial del codo y actuar como soporte del brazo. Se coloca el pulgar sobre el tendón del bíceps en la fosa cubital del codo (fig. 1-9). Para encontrar la localización exacta del tendón del bíceps, se pide al paciente que flexione un poco el codo. El tendón del bíceps sobresaldrá bajo el pulgar del examinador.

Se pide al paciente que relaje la extremidad por completo y la pose sobre el antebrazo del examinador, con el codo flexionado a 90°. Con el extremo angosto de un martillo de reflejos, se golpea la uña del pulgar del examinador. El bíceps deberá sacudirse ligeramente, un movimiento que debe poderse ver o sentir. Para recordar con más facilidad el nivel del reflejo de C5, hay que notar que cuando se golpea el tendón del bíceps, *cinco* dedos Se elevan en un gesto universal de desdén (fig. 1-9).

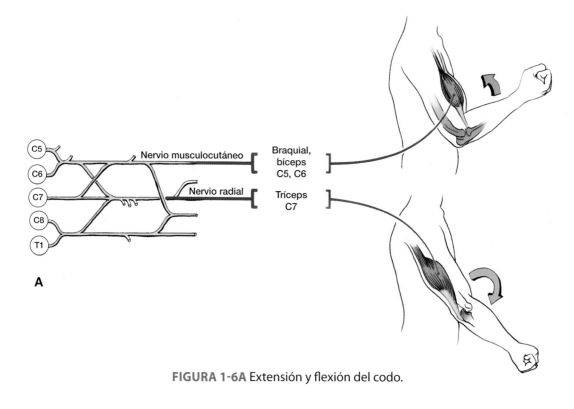

FIGURA 1-6A Extensión y flexión del codo.

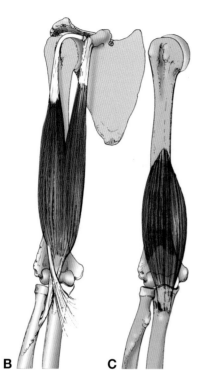

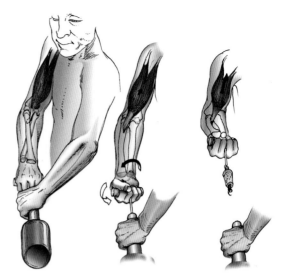

FIGURA 1-7 Varias funciones del bíceps. (Hoppenfeld, S.: *Physical Examination of the Spine and Extremities*. Norwalk, CT: Appleton-Century-Crofts, 1976.)

FIGURA 1-6B (*continuación*) *Bíceps braquial* (izquierdo).

Origen: Cabeza corta desde la punta de la apófisis coracoides de la escápula, cabeza larga de la tuberosidad supraglenoidea de la escápula.

Inserción: Tuberosidad radial y lacerto fibroso a los orígenes de los flexores del antebrazo.

FIGURA 1-6C *Braquial* (derecho).

Origen: Dos tercios inferiores de la superficie anterior del húmero.

Inserción: Apófisis coronoides y tuberosidad del cúbito.

Prueba de sensibilidad

Brazo lateral (nervio axilar): El nivel neurológico C5 brinda la sensibilidad de la parte lateral del brazo, desde la punta del hombro hasta el codo. La zona de inervación más característica del nervio axilar se encuentra sobre la porción lateral del músculo deltoides. Esta zona sensitiva circunscrita en el interior del dermatoma C5 es muy útil para identificar un traumatismo específico en el nervio axilar, así como un traumatismo general en la raíz nerviosa C5 (fig. 1-10).

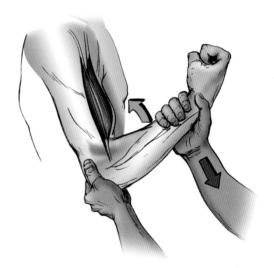

FIGURA 1-8 Prueba muscular para el bíceps.

Nivel neurológico C6

Prueba muscular

Ni el grupo extensor de la muñeca ni el músculo bíceps tienen inervación C6 pura. El grupo extensor de la muñeca está inervado en parte por C6 y en parte por C7; el bíceps tiene inervación de C5 y C6 (fig. 1-11).

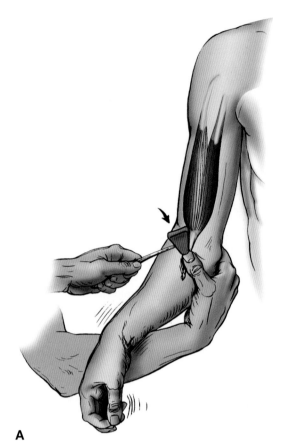

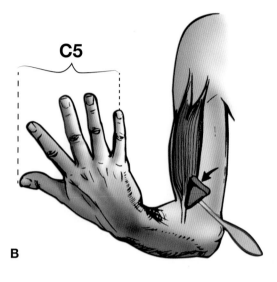

FIGURA 1-9A Prueba del reflejo del bíceps.

FIGURA 1-9B Una manera sencilla de recordar que el reflejo del bíceps está inervado por C5 es asociar *cinco* dedos con el nivel neurológico C5.

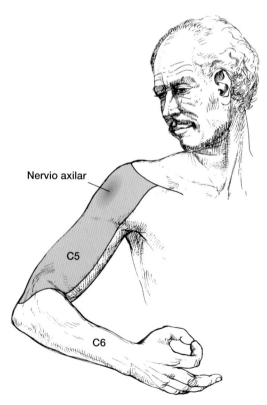

FIGURA 1-10 Distribución sensitiva del nivel neurológico C5.

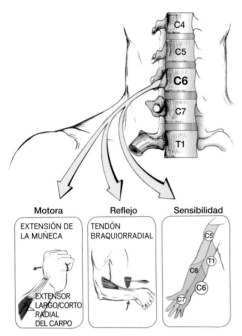

FIGURA 1-11 Nivel neurológico C6.

Grupo extensor de la muñeca: C6 (nervio radial)

Extensores radiales (fig. 1-12):

1. Extensores radiales largo y corto del carpo, nervio radial, C6.

Extensor cubital:

1. Extensor cubital del carpo.
2. C7.

Para valorar la extensión de la muñeca, el examinador estabiliza el antebrazo con la palma de su mano sobre el dorso de la muñeca, y la envuelve con los dedos. Luego se pide al paciente que extienda la muñeca. Cuando la muñeca está en extensión total, se coloca la palma de la mano resistente sobre el dorso de la mano y se intenta forzar la muñeca para vencer la extensión (fig. 1-13). En condiciones normales, el examinador no puede moverla. Se valora el lado contrario para hacer la comparación. Hay que observar que los extensores radiales de la muñeca, que aportan la mayor parte de la potencia de extensión, están inervados por C6, en tanto que el extensor cubital del carpo está inervado sobre todo por C7. Si no hay inervación de C6 y se conserva la de C7, la muñeca se desvía al lado cubital durante la extensión. Por otra parte, en una lesión medular donde C6 permanece intacta y C7 está ausente, se produce una desviación radial (fig. 1-14).

Bíceps: C6 (nervio musculocutáneo): Además de su inervación por C5, el músculo bíceps

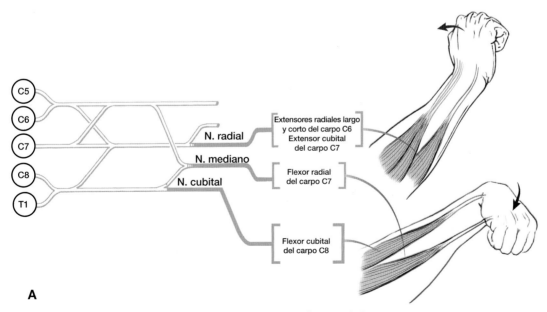

A

FIGURA 1-12A Extensión y flexión de la muñeca.

(continúa)

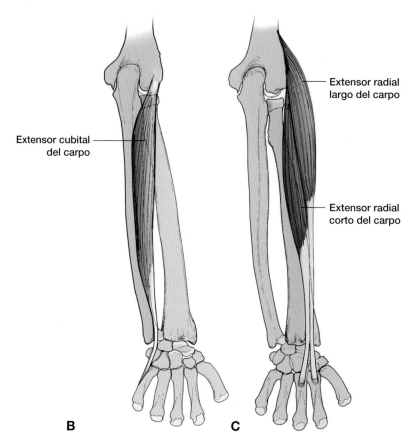

B   **C**

FIGURA 1-12B *(continuación) Extensor cubital del carpo* (izquierdo).

Origen: Del tendón extensor común del epicóndilo lateral del húmero y del borde posterior del cúbito.

Inserción: Cara medial de la base del 5.º metacarpiano.

FIGURA 1-12C *Extensor radial largo del carpo* (derecho).

Origen: Tercio inferior de la cresta supracondílea lateral del húmero, tabique intermuscular lateral.

Inserción: Superficie dorsal de la base del 2.º metacarpiano.

FIGURA 1-12C *Extensor radial corto del carpo* (derecho).

Origen: Del tendón extensor común del epicóndilo lateral del húmero, ligamento colateral radial de la articulación del codo y tabique intermuscular.

Inserción: Superficie dorsal de la base del 3.er metacarpiano.

está inervado en parte por C6. Se valora el bíceps mediante la flexión del codo. (Para conocer los detalles, *véase* la pág. 11.)

Prueba de reflejos

Reflejo braquiorradial: El braquiorradial está inervado por el nervio radial vía el nivel neurológico C6. Para estudiar el reflejo, se sostiene el brazo del paciente como se hizo para la prueba del reflejo bicipital. Se golpea el tendón del braquiorradial en el extremo distal del radio con el borde plano del martillo de reflejos; el golpe debe producir una pequeña sacudida radial (fig. 1-15). Se valora el otro lado y se comparan los resultados. El braquiorradial es el reflejo que se prefiere para demostrar la integridad del nivel neurológico C6.

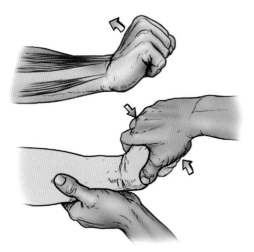

FIGURA 1-13 Prueba muscular para extensión de la muñeca.

Reflejo del bíceps: El reflejo del bíceps puede servir como indicador de la integridad neurológica de C6 y de C5. Sin embargo, debido a su inervación doble, la fuerza de este reflejo sólo debe debilitarse un poco respecto de la contralateral para mostrar problemas neurológicos. El reflejo del bíceps es predominantemente, un reflejo de C5.

Para valorar el reflejo del bíceps, se golpea su tendón en el sitio donde cruza el codo. (Para conocer los detalles, *véase* la pág. 11.)

Prueba de sensibilidad

Antebrazo cara lateral (nervio musculocutáneo): C6 permite la sensibilidad de la parte lateral del antebrazo, el pulgar, el dedo índice y la mitad del dedo medio. Para recordar con más facilidad la distribución sensitiva de C6, se forma el número 6 con los dedos pulgar, índice y medio; para esto, se juntan las puntas de los dedos pulgar e índice al tiempo que se extiende el dedo medio (fig. 1-16).

Nivel neurológico C7

Prueba muscular

Aunque el tríceps, los flexores de la muñeca y los extensores de los dedos están inervados en parte por C8, son músculos con inervación predominante de C7. Todos estos movimientos se reúnen en el movimiento de lanzar una bola de beisbol (fig. 1-17).

Tríceps: C7 (nervio radial): El tríceps es el principal extensor del codo (fig. 1-18). Para estu-

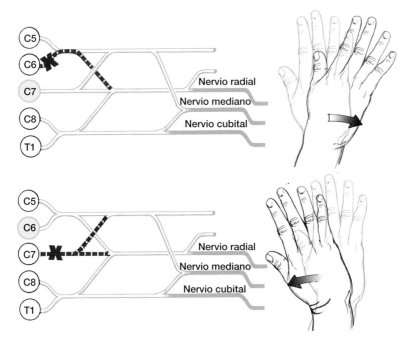

FIGURA 1-14 Desviación de la muñeca con lesiones de C7 y C6.

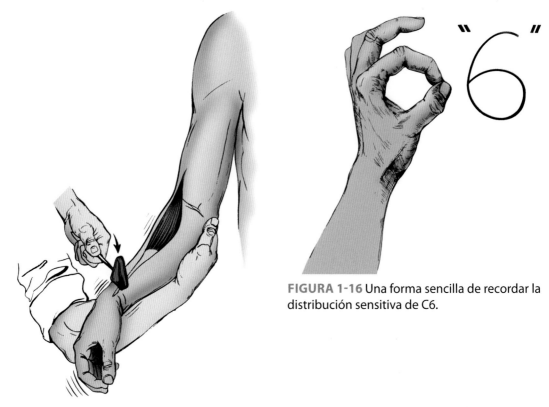

FIGURA 1-16 Una forma sencilla de recordar la distribución sensitiva de C6.

FIGURA 1-15 Prueba del reflejo braquiorradial, C6.

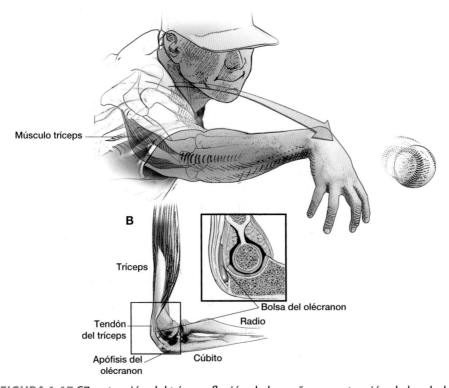

FIGURA 1-17 C7: extensión del tríceps, flexión de la muñeca y extensión de los dedos.

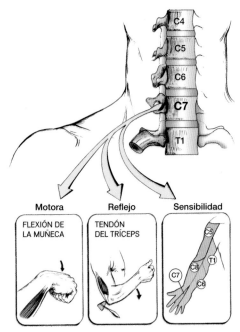

FIGURA 1-18 Nivel neurológico C7.

diarlo, se estabiliza el brazo del paciente justo proximal al codo y se le pide que extienda el brazo desde una posición flexionada. Antes que la persona llegue a 90°, se empieza a oponer resistencia a su movimiento hasta que se descubra la máxima resistencia que el paciente puede vencer (fig. 1-19). La resistencia del examinador debe ser constante y firme, ya que una resistencia intermitente y de empuje no permite hacer una evaluación exacta. Hay que observar que la gravedad suele ser un auxiliar valioso para la extensión del codo; si la extensión parece muy débil, debe considerársela, igual que el peso del brazo. Si la extensión parece más débil de grado 3, se valora el tríceps en un plano sin ayuda de la gravedad. La fuerza del tríceps es importante porque permite al paciente soportar el peso cuando se apoya en un bastón o una muleta estándar (fig. 1-20).

Grupo flexor de la muñeca: C7 (nervios mediano y cubital)

1. Flexor radial del carpo (fig. 1-12).
   Nervio mediano, C7.
2. Flexor cubital del carpo.
   Nervio cubital, C8.

El flexor radial del carpo (C7) es el más importante de estos dos músculos y proporciona la mayor parte de la potencia para la flexión de la muñeca. El flexor cubital del carpo, que está

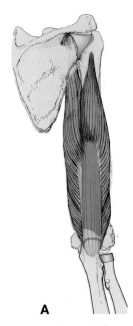

A

FIGURA 1-19A *Tríceps braquial.*

Origen: Cabeza larga de la tuberosidad infraglenoidea de la escápula, cabeza lateral de las superficies posterior y lateral del húmero, cabeza medial de la superficie posterior inferior del húmero.

Inserción: Superficie posterior superior del olécranon y fascia profunda del antebrazo.

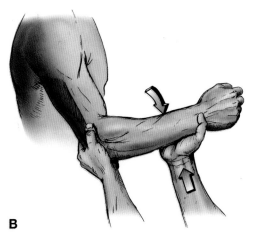

B

FIGURA 1-19B Prueba muscular del músculo tríceps.

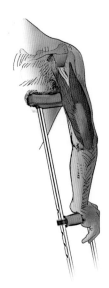

FIGURA 1-20 Para caminar con una muleta estándar se necesita un músculo tríceps activo.

inervado sobre todo por C8, aporta menos potencia, pero actúa como un eje para la flexión. Para comprender esto, hay que observar la dirección cubital que la flexión normal adopta.

Como preparación para la prueba de flexión de la muñeca, se pide al paciente que haga un puño. En algunos casos, los flexores

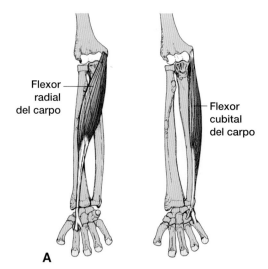

Flexor radial del carpo

Flexor cubital del carpo

A

FIGURA 1-21A *Flexor radial del carpo* (izquierdo).

Origen: Tendón flexor común del epicóndilo medial del húmero, fascia del antebrazo.

Inserción: Base del 2.º y 3.ᵉʳ metacarpianos.

de los dedos pueden actuar como flexores de la muñeca; la flexión de los dedos los anula como factores durante la prueba, ya que los músculos se contrajeron antes que ésta comenzara. Se estabiliza la muñeca, luego se pide al paciente que flexione con el puño cerrado. Cuando la muñeca está en flexión, se sujeta el puño del paciente y se intenta tirar de la muñeca para sacarla de su posición flexionada (fig. 1-21).

Extensores de los dedos: C7 (nervio radial)
1. Extensor común de los dedos (fig. 1-22).
2. Extensor propio del índice.
3. Extensor del meñique.

Para valorar la extensión de los dedos, se estabiliza la muñeca en posición neutral. Se instruye al paciente para que extienda las articulaciones metacarpofalángicas y flexione las articulaciones interfalángicas al mismo tiempo. La flexión de las articulaciones interfalángicas impide la sustitución de los músculos intrínsecos de la mano por los extensores largos de los dedos. Se coloca la mano sobre el dorso de las falanges proximales extendidas y se intenta forzarlas hacia la flexión (fig. 1-23).

Prueba de reflejos

Reflejo del tríceps: El reflejo del tríceps está inervado por el componente C7 del nervio radial.

Para examinar el reflejo del músculo tríceps, se coloca el brazo del paciente sobre el antebrazo del examinador; la posición es la misma que se usa para valorar el reflejo del bíceps. Se pide al paciente que relaje el brazo por completo. Cuando se tiene claro que el

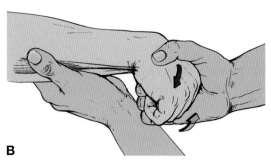

B

FIGURA 1-21B Prueba muscular para los flexores de la muñeca.

Extensión y flexión de los dedos

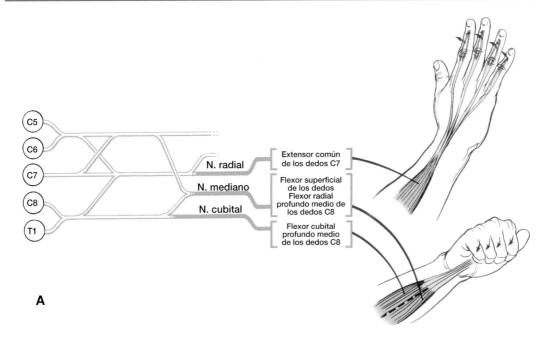

A

FIGURA 1-22A Extensión de los dedos, C7; flexión de los dedos, C8.

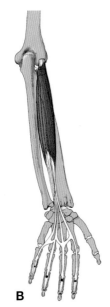

B

FIGURA 1-22B *Extensor de los dedos.*

Origen: Epicóndilo lateral del húmero mediante el tendón extensor común, tabiques intermusculares.

Inserción: Superficies lateral y dorsal de las falanges de los cuatro dedos mediales.

brazo está relajado (puede percibirse la falta de tensión en el músculo tríceps), se golpea el tendón del tríceps en su cruce sobre la fosa del olécranon (fig. 1-24). El tendón del tríceps debe producir una pequeña sacudida, un movimiento que puede verse o sentirse sobre el antebrazo de soporte.

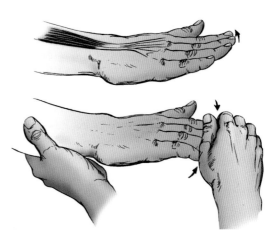

FIGURA 1-23 Prueba muscular para extensión de los dedos.

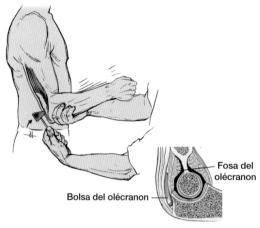

Fosa del olécranon

Bolsa del olécranon

FIGURA 1-24 Prueba del reflejo del tríceps.

Prueba de sensibilidad

Dedo medio: C7 aporta la sensibilidad al dedo medio. Como la sensibilidad del dedo medio también proviene en ocasiones de C6 y C8, no hay una manera concluyente de valorar la sensibilidad de C7.

Nivel neurológico C8

Prueba muscular

Flexores de los dedos

1. Flexor superficial de los dedos (fig. 1-22). Nervio mediano, C8.
2. Flexor profundo de los dedos. Nervios mediano y cubital, C8.
3. Lumbricales. Nervios mediano y cubital, C8 (T1).

El flexor profundo de los dedos, que flexiona la articulación interfalángica distal, y los lumbricales, que flexionan la articulación metacarpofalángica, casi siempre reciben inervación del nervio cubital en el lado cubital de la mano, y del nervio mediano en el lado radial. Si hay una lesión en la raíz nerviosa C8, todo el flexor digital profundo se debilita, con debilidad secundaria en todos los flexores de los dedos. Sin embargo, si hay una lesión periférica en el nervio cubital, la debilidad sólo se produce en los dedos anular y meñique. El flexor superficial de los dedos, que flexiona las articulaciones interfalángicas proximales, sólo tiene inervación del mediano y se afecta en caso de una lesión en la raíz C8 o de lesiones en el nervio mediano (fig. 1-25).

Para estudiar la flexión de los dedos, se pide al paciente que flexione los tres conjuntos de articulaciones: metacarpofalángicas, interfalángicas proximales e interfalángicas distales. Luego, el examinador engancha o traba sus cuatro dedos con los del paciente (fig. 1-26) y se intenta revertir la flexión de los dedos. Cuando se valoran los resultados de la prueba, hay que observar cuáles articulaciones no pueden mantener la flexión contra el tirón. Lo normal es que todas las articulaciones permanezcan flexionadas. Para recordar el nivel motor C8 con más facilidad, hay que pensar que para la prueba muscular hay cuatro dedos del examinador y cuatro dedos del paciente entrelazados, la suma es ocho (fig. 1-27).

Prueba de sensibilidad

Antebrazo cara medial (nervio antebraquial-cutáneo medial): C8 proporciona la sensibilidad de los dedos anular y meñique, además de la mitad distal del antebrazo. El lado cubital del dedo meñique es la zona más pura de sensibilidad del nervio cubital (que proviene, sobre todo, de C8) y es la localización más eficiente para la evaluación. Se examina

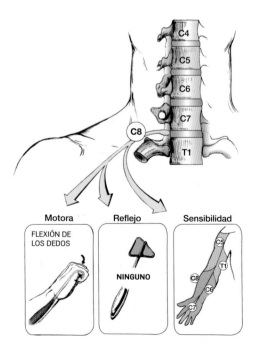

FIGURA 1-25 Nivel neurológico C8.

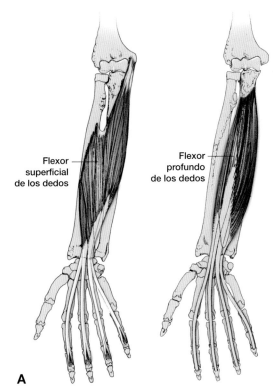

Flexor superficial de los dedos

Flexor profundo de los dedos

A

FIGURA 1-26A *Flexor superficial de los dedos* (izquierdo).

Origen: Cabeza humeral del tendón flexor común del epicóndilo medial del húmero; *cabeza cubital* de la apófisis coronoides del cúbito; *cabeza radial* de la línea oblicua del radio.

Inserción: Márgenes de la superficie palmar de la falange intermedia de los cuatro dedos mediales.

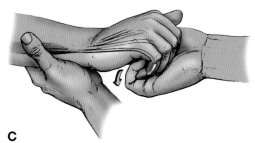

C

FIGURA 1-26C Prueba muscular para los flexores de los dedos.

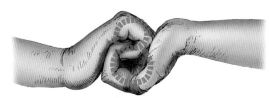

FIGURA 1-27 Una forma sencilla de recordar que C8 inerva los flexores de los dedos.

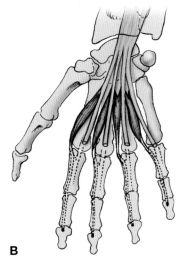

B

FIGURA 1-26B Lumbricales.

Origen: Hay cuatro músculos lumbricales todos originados en los tendones del flexor profundo de los dedos: el 1.° del lado radial del tendón para el dedo índice; el 2.° del lado radial del tendón para el dedo medio; el 3.° de los lados adyacentes de los tendones para los dedos medio y anular; el 4.° de los lados adyacentes de los tendones para los dedos anular y meñique.

Inserción: Con los tendones del extensor de los dedos e interóseos en las bases de las falanges terminales de los cuatro dedos mediales.

el lado contrario a fin de comparar y calificar la sensibilidad del paciente como ausente (anestesia), disminuida (hipoestesia), normal o aumentada (hiperestesia) (fig. 1-28).

Nivel neurológico T1

Hay que examinar los componentes motor y sensitivo de T1, ya que, al igual que C8, no existe un reflejo identificado y asociado con este nivel (fig. 1-29).

Prueba muscular

Abducción de los dedos
1. Interóseos dorsales (DAB) (las siglas se refieren a *Dorsal interossei ABduct*). Nervio cubital, T1 (fig. 1-30).
2. Abductor del quinto dedo (*digiti quinti*). Nervio cubital, T1.

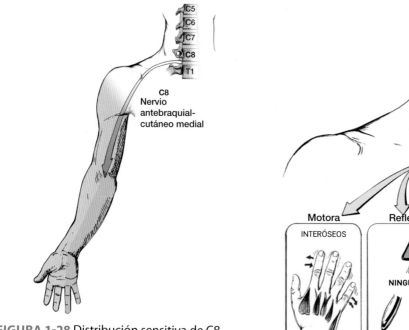

C8
Nervio
antebraquial-
cutáneo medial

FIGURA 1-28 Distribución sensitiva de C8.

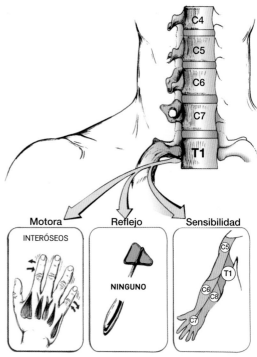

FIGURA 1-29 Nivel neurológico T1.

Abducción y aducción de los dedos

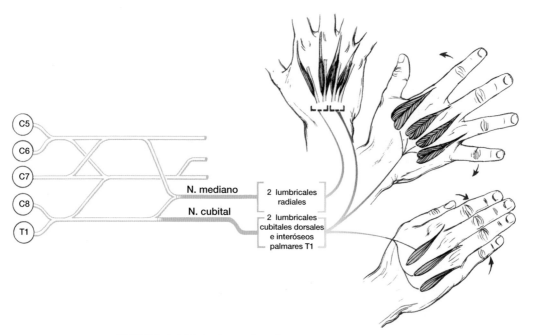

FIGURA 1-30 *Interóseos dorsales.*

Origen: Hay cuatro interóseos dorsales, cada uno originado en dos cabezas de los lados adyacentes de los metacarpianos.

Hay que observar que todos los músculos pequeños de la mano están inervados por T1. Para valorar la abducción de los dedos, se pide al paciente que abduzca los dedos extendidos de la línea medial de la mano. Luego, se oprime cada par de dedos para intentar unirlos; se comprime el índice con los dedos medio, anular y meñique; el medio, con el anular y el meñique; y el anular con el meñique (fig. 1-31). Hay que advertir cualquier debilidad evidente entre los pares y examinar la otra mano a fin de hacer la comparación.

Es importante observar que la compresión del dedo meñique con el anular permite valorar el abductor del quinto dedo.

Aducción de los dedos
Aductor primario (fig. 1-30)
1. Interóseos palmares (PAD). (Las siglas indican *Palmar interossei ADduct.*)
   Nervio cubital, C8, T1.

Para valorar la aducción de los dedos, se pide al paciente que trate de mantener juntos los dedos extendidos mientras el examinador intenta separarlos. Se revisan por pares de la siguiente manera: los dedos índice y medio; los dedos medio y anular, y los dedos anular y meñique.

Para revisar también la aducción de los dedos puede colocarse un fragmento de papel entre dos de los dedos extendidos del paciente y tirar de él para sacarlo. La fuerza de esta sujeción debe compararse con la de la otra mano (fig. 1-32). Para recordar el nivel neurológico T1 con más facilidad, se tira de un billete de *un* dólar colocado entre los dedos y se hace la asociación entre el billete de *un* dólar y el nivel neurológico *T1*.

Prueba de sensibilidad

Brazo cara medial (nervio cutáneo braquial medial): T1 transmite la sensibilidad de la mitad superior de la parte medial del antebrazo y la parte medial del brazo (fig. 1-33).

Resumen

Se recomienda el siguiente esquema para valorar los niveles neurológicos en la extremidad superior. En el examen neurológico de la extremidad superior es práctico estudiar primero toda la fuerza motora, luego todos los reflejos y al final la sensibilidad. Este método permite economizar esfuerzos y genera la mínima molestia para el paciente.

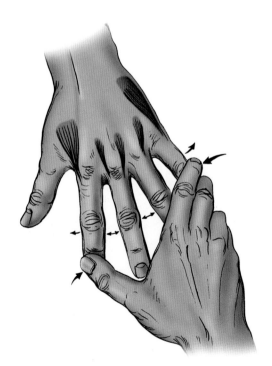

FIGURA 1-31 Prueba muscular para abducción de los dedos.

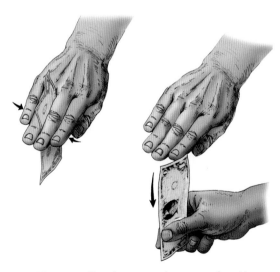

FIGURA 1-32 Prueba muscular para aducción de los dedos.

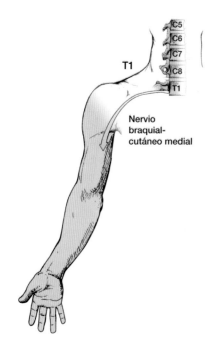

FIGURA 1-33 Distribución sensitiva de T1.

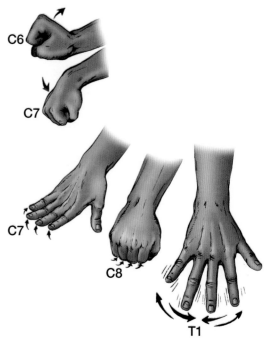

FIGURA 1-34 Resumen de pruebas musculares para la extremidad superior.

La **fuerza motora** puede examinarse casi por completo en la muñeca y la mano, con movimiento y esfuerzo mínimo para el examinador y el paciente. La extensión de la muñeca (C6), flexión de la muñeca y extensión de los dedos (C7), flexión de los dedos (C8) y la abducción y aducción de los dedos (T1) pueden realizarse en un solo movimiento suave. Sólo C5 debe evaluarse en otra parte, con los músculos deltoides y bíceps (fig. 1-34).

Los **reflejos** pueden obtenerse en un patrón suave si se estabilizan el codo y la extremidad en una posición. Así es fácil mover el martillo de reflejos para golpear el tendón apropiado: bíceps (C5), braquiorradial (C6) y tríceps (C7) (fig. 1-35).

La **sensibilidad** también puede examinarse con un patrón suave. Se inicia en la parte proximal, en la cara externa de la extremidad, y se desciende por la extremidad (C5, brazo; C6, antebrazo), luego en los dedos (C6 a C8). Por último, se asciende por el borde interno de la extremidad (C8, antebrazo; T1, brazo) hasta la axila (T2) (fig. 1-36).

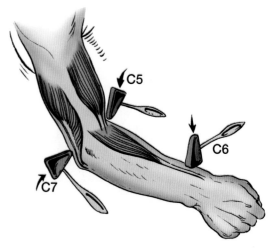

FIGURA 1-35 Resumen de las pruebas de reflejos para la extremidad superior.

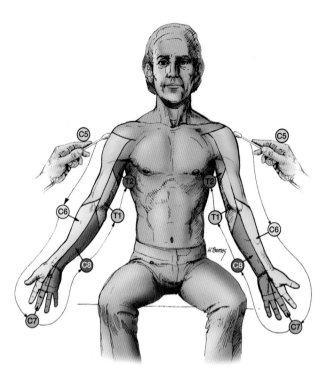

FIGURA 1-36 Resumen de la sensibilidad de la extremidad superior.

NIVELES NEUROLÓGICOS EN LA EXTREMIDAD SUPERIOR

Motora
C5: Abducción del hombro
C6: Extensión de la muñeca
C7: Flexión de la muñeca y extensión de los dedos
C8: Flexión de los dedos
T1: Abducción, aducción de los dedos

Sensibilidad
C5: Brazo lateral
C6: Antebrazo lateral, dedos pulgar e índice
C7: Dedo medio (variable)
C8: Antebrazo medial, dedos anular y meñique
T1: Brazo medial
T2: Axila

Reflejo
C5: Bíceps
C6: Braquiorradial
C7: Tríceps

Aplicaciones clínicas de los niveles neurológicos

Hernias discales cervicales

Hay ocho nervios cervicales y sólo siete vértebras cervicales; por tanto, cada nervio cervical sale de la columna contigua a su cuerpo vertebral correspondiente, excepto C8, el primer nervio cervical sale entre el occipucio y C1, el sexto entre C5 y C6 y el octavo entre C7 y T1 (fig. 1-37). Un disco herniado comprime la raíz nerviosa que sale por encima del disco y pasa por el foramen neural/foramen de conjunción/ neuroforamen cercano, lo que tiene como resultado la afectación de un nivel neurológico

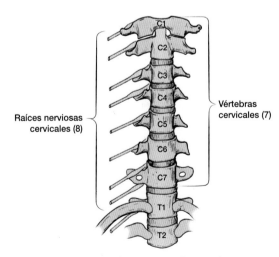

FIGURA 1-37 Vértebras cervicales y raíces nerviosas.

específico. Por ejemplo, un disco herniado entre C5 y C6 comprime la raíz nerviosa C6 (fig. 1-38). Cuando un disco se hernia hacia el interior de una raíz nerviosa, el dolor se irradia por el trayecto del nervio que irrita.

Hay un poco más de movimiento entre C5 y C6 que entre las otras vértebras cervicales (excepto en las articulaciones especializadas del occipucio y C1, y de C1 con C2) (figs. 1-39 y 1-40). Un mayor movimiento conlleva una mayor probabilidad de lesión, y la incidencia de discos herniados y osteoartritis es mayor en C5-C6 que en cualquier otro de los espacios discales. La incidencia de las hernias cervicales aumenta en C6-C7 con la edad; todavía se desconocen las razones de esto.

Para que afecte la raíz nerviosa, los discos deben herniarse en sentido posterior. Esto ocurre por dos razones: primera, el anillo fibroso está intacto y fuerte en la parte anterior, y más lábil en la posterior; segunda, el ligamento longitudinal anterior es más ancho y más fuerte que el ligamento longitudinal posterior que es más angosto. Como el disco casi siempre se

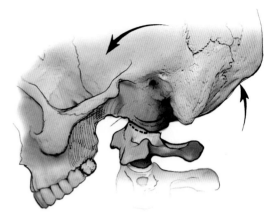

FIGURA 1-39 Articulación especializada entre el occipucio y C1, que permite el 50% de la flexión y extensión de la columna cervical.

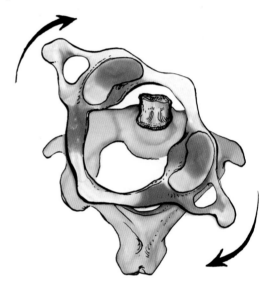

FIGURA 1-40 Articulación especializada entre C1 y C2, que permite el 50% de la rotación de la columna cervical.

hernia bajo presión, protruye en la dirección de menor resistencia, hacia atrás. Debido a la forma romboidea del ligamento longitudinal posterior, el disco también tiende a herniarse a uno u otro lado (fig. 1-41); es menos frecuente tener una hernia medial, ya que el disco tendría que penetrar la parte más fuerte del ligamento.

El dolor en uno u otro brazo es síntoma de discos cervicales herniados; por lo general, el dolor se irradia a la mano y recorre todas las vías neurológicas de la raíz afectada, aunque en ocasiones el dolor puede ser referido sólo hasta el hombro. Por lo general, la tos, los es-

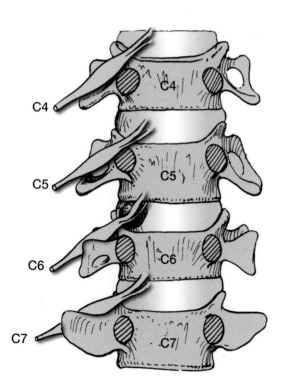

FIGURA 1-38 Disco cervical herniado.

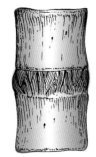

Fibrosis anular anterior

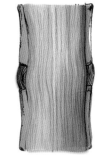

Ligamento longitudinal anterior

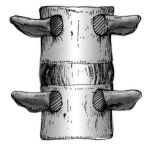

Fibrosis anular posterior

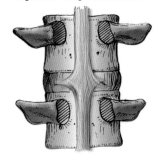

Ligamento longitudinal posterior

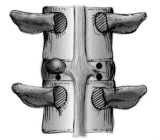

Disco herniado

FIGURA 1-41 Bases anatómicas de la hernia discal cervical posterior.

tornudos y el pujo agravan el dolor y hacen que se irradie por la distribución neurológica afectada en la extremidad.

Los síntomas y signos causados por una hernia discal varían con la localización de la hernia. Si es lateral, que es lo más frecuente, puede comprimir de manera directa la raíz nerviosa, produciendo los hallazgos neurológicos típicos del nivel de la raíz. Sin embargo, si el disco se hernia en la línea media, puede haber síntomas en la pierna, además del brazo (fig. 1-42). Si el disco se protruye, pero no se hernia, el dolor puede referirse hacia la línea media de la espalda en la zona correspondiente a las porciones superiores y mediales de ambas escápulas (fig. 1-43). La protrusión lateral puede causar dolor por el borde de la espina de la escápula (más a menudo hacia los ángulos superomediales con irradiación del dolor por el brazo en dirección distal, pero casi siempre sin hallazgos neurológicos.

En ocasiones, durante la exploración, puede haber hallazgos no consistentes con el nivel neurológico involucrado. Algunas veces, el plexo braquial, que casi siempre incluye las raíces nerviosas C5 a T1, puede comenzar un nivel más arriba (prefijo) o uno más abajo (posfijo), causando variaciones en la inervación segmentaria de los músculos; los hallazgos reflejarán esta inconsistencia en la inervación de la extremidad superior. También es posible que tales inconsistencias sustanciales se deban a lesiones del plexo braquial o nervios periféricos.

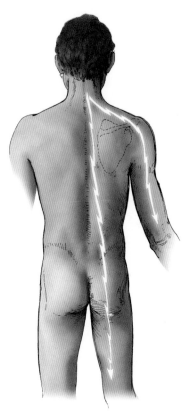

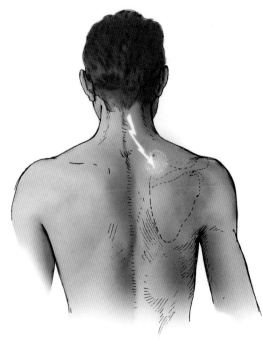

FIGURA 1-43 Patrón de irradiación del dolor con una protrusión lateral de un disco cervical.

FIGURA 1-42 Patrón de la irradiación del dolor con una hernia discal cervical en la línea media.

Pruebas específicas para localizar las hernias discales cervicales

Para establecer el nivel neurológico exacto de afectación debido a un disco herniado, se utiliza la técnica de valoración neurológica descrita antes en este capítulo (figs. 1-44 a 1-48).

En la tabla 1-1 se resumen las áreas de prueba del nivel neurológico. Además, demuestra la aplicación clínica que tiene el examen por nivel neurológico a los trastornos de la columna cervical, en particular con respecto a la evaluación de las hernias discales. Otras formas de localizar hernias discales son las siguientes:

1. La imagen por resonancia magnética (MRI, *magnetic resonance imaging*), que revela la protrusión anormal del disco herniado hacia la médula espinal, raíz nerviosa o cauda equina dependiente del nivel afectado.
2. Mielograma, que es una prueba en la que se inyecta medio de contraste en el conducto raquídeo después de lo cual se obtiene una imagen por tomografía computarizada para buscar problemas en el conducto espinal, incluyendo médula espinal, raíces nerviosas y otros tejidos. La prueba a menudo se reserva para personas que tienen antecedentes de cirugías de columna o en las que esté contraindicado realizar una MRI (fig. 1-49).
3. La electromiografía (EMG, *electromyogram*), que mide los potenciales motores de manera exacta. Dos semanas después de una lesión en un nervio, aparecen descargas eléctricas espontáneas anormales en el músculo en reposo (potenciales de fibrilación y ondas agudas positivas). Esto es evidencia de una desnervación muscular, lo cual puede ser resultado de una hernia discal, avulsión de una raíz nerviosa o lesiones medulares. (Esto también puede ocurrir en lesiones del plexo o nervios periféricos.) Es importante examinar los músculos representantes de cada nivel neurológico (miotomo) para tener una valoración completa (tabla 1-1).

Nivel neurológico C5, nivel de disco C4, C5

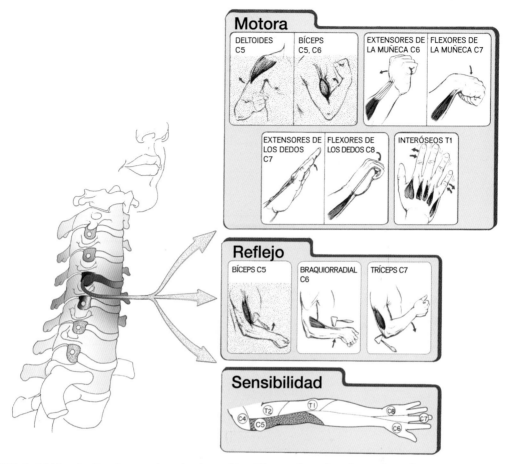

FIGURA 1-44 Hernia discal entre las vértebras C4 y C5 que afecta la raíz nerviosa C5.

Prueba general para hernias discales cervicales

La maniobra de Valsalva es una prueba generalizada que indica sólo la presencia de un disco herniado. Las pruebas de cada nivel neurológico son más precisas y pueden localizar el nivel exacto de afectación.

Prueba de Valsalva: La maniobra de Valsalva aumenta la presión intratecal. Si hay una lesión que ocupe espacio en el conducto raquídeo a nivel cervical, como una hernia discal o un tumor, el paciente experimentará dolor en la columna cervical, secundario al aumento de la presión. El dolor puede irradiarse a la distribución neurológica de la extremidad superior que corresponda al nivel neurológico afectado.

Para realizar la maniobra de Valsalva, se pide al paciente que puje, como para defecar, mientras contiene la respiración. Luego se le pregunta si el dolor se intensifica en la columna cervical o, por reflejo, en la extremidad superior (fig. 1-50). La maniobra de Valsalva es una prueba subjetiva que exige que el paciente responda a las preguntas en forma apropiada; si el enfermo no puede o no quiere responder, la prueba tiene poco valor.

Esguince cervical frente a hernia discal cervical

Con frecuencia, los pacientes desarrollan dolor cervical después de accidentes automovilísticos que producen flexión y extensión cervical

Nivel neurológico C6, nivel de disco C5, C6

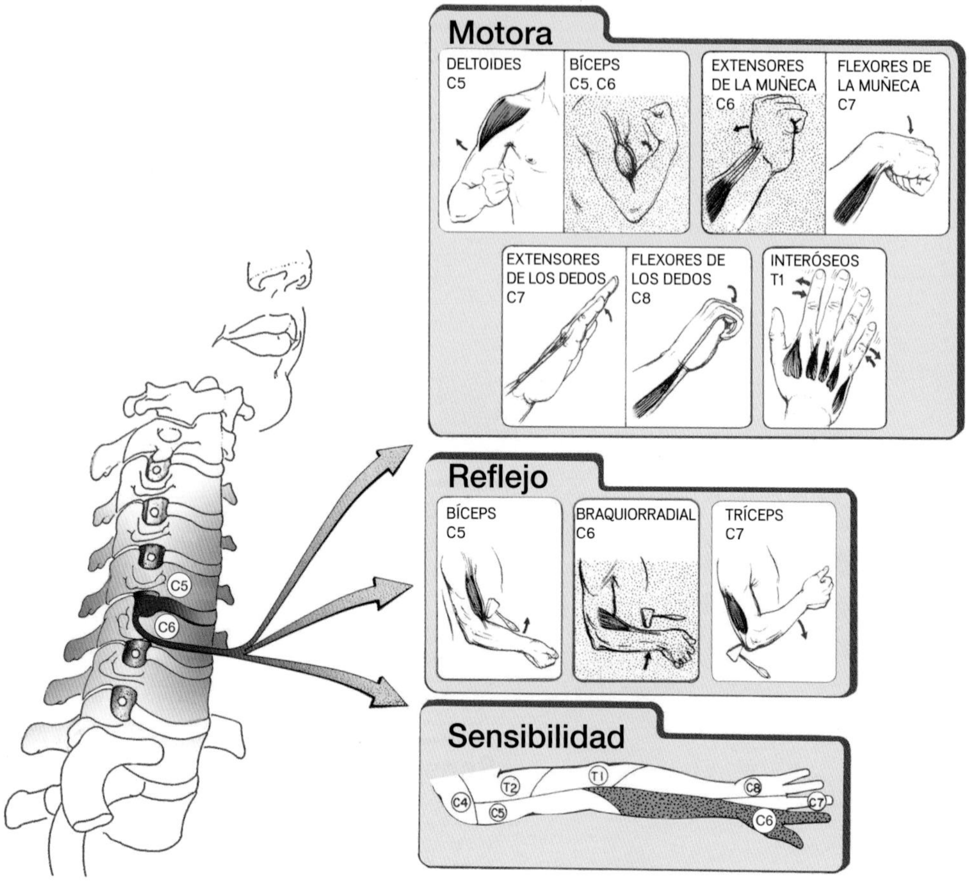

FIGURA 1-45 Hernia discal entre las vértebras C5 y C6 que afecta la raíz nerviosa C6. Este es el nivel más frecuente de presentar hernia discal en la columna cervical.

(latigazo) o torsión (fig. 1-51A, B). La lesión resultante puede estirar una raíz nerviosa de manera individual, causar un pinzamiento de raíz nerviosa con un osteofito o producir una hernia discal. Los pacientes con lesión neurológica se quejan de dolor cervical referido hacia el borde medial de la escápula con irradiación por el brazo en grado variable, además de entumecimiento y debilidad muscular en la extremidad. Sin embargo, es posible que una lesión así sólo estire los músculos posteriores o anteriores del cuello, lo que causa dolor cervical similar con irradiación al hombro y borde medial de la escápula.

Para distinguir entre una lesión generalizada del tejido blando sin compromiso neurológico y una lesión con compromiso neuro-lógico se debe examinar la integridad de los niveles neurológicos que se distribuyen en las extremidades superiores. En cada visita del paciente debe repetirse la prueba neurológica, ya que una lesión que al principio permanece latente, puede manifestarse después. Hay que observar que también ocurre lo contrario: algunas personas que se hospitalizaron para tratamiento de problemas neurológicos pueden mostrar mejoría de la fuerza muscular, recuperación de un reflejo o de la sensibilidad normal en el dermatoma afectado.

Muchos pacientes aún se quejan de dolor cervical seis meses a un año después de la lesión, sin evidencia de patología neurológica o hallazgos objetivos en la MRI. El médico debe tener la confianza, a pesar de la presión

Nivel neurológico C7, nivel de disco C6, C7

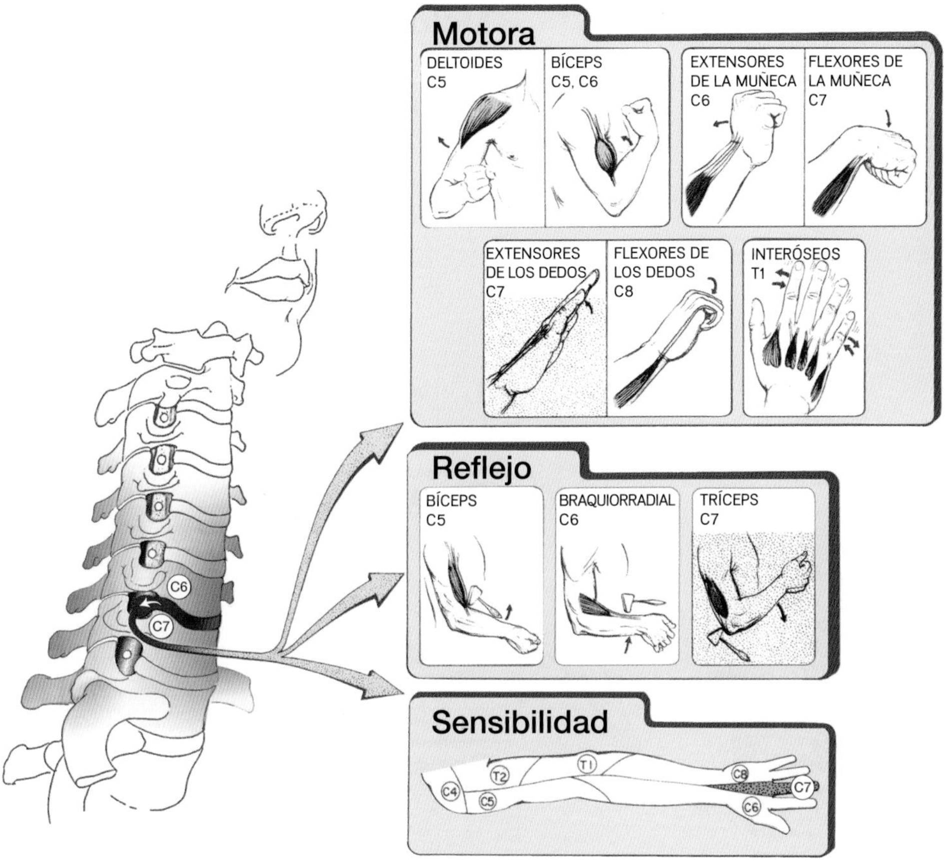

FIGURA 1-46 Hernia discal entre las vértebras C6 y C7 que afecta la raíz nerviosa C7.

del paciente, de continuar el tratamiento conservador (no quirúrgico), en el entendido de que es posible que el paciente tenga una lesión permanente de los tejidos blandos sin involucrar las raíces nerviosas primarias anteriores ni los discos intervertebrales cervicales.

Las apófisis unciformes (o apófisis uncinadas) y la osteoartritis

Las apófisis unciformes (apófisis uncinadas) son dos crestas o apófisis de hueso que se originan en la superficie lateral superior de las vértebras cervicales. Ayudan a estabilizar las vértebras de manera individual y participan en la conformación de los forámenes de conjunción u orificios neurales (fig. 1-52). Los osteofitos por crecimiento de hueso a nivel de las

apófisis unciformes u osteoartritis pueden invadir el orificio neural y comprimir directamente la salida de la raíz nerviosa, o limitar el espacio en el que ésta pueda moverse (fig. 1-53).

El orificio neural y el osteofito de las apófisis unciformes pueden verse en una radiografía (fig. 1-54). Hay que observar que las raíces nerviosas emergen en un ángulo de 45° de la médula y el cuerpo vertebral, el mismo ángulo que existe entre el agujero neural y el cuerpo vertebral. Un osteofito de las apófisis unciformes tiene poca importancia clínica, a menos que se acompañe de síntomas. Los problemas clínicos pueden surgir después de un accidente de tránsito, cuando un paciente con un orificio neural estrecho sufre una tensión excesiva en la raíz nerviosa que pasa a través de él debido a la extensión/flexión extrema de la cabeza y

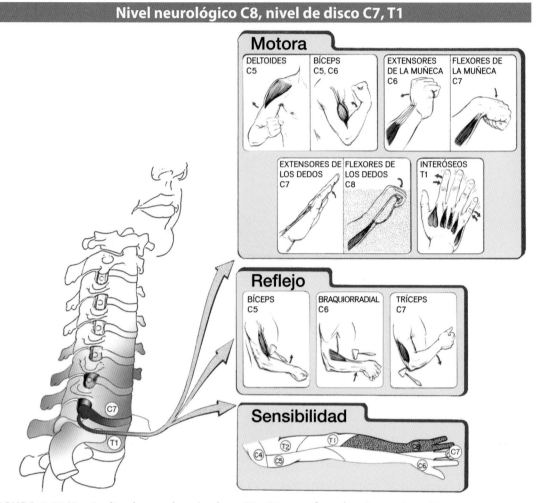

FIGURA 1-47 Hernia discal entre las vértebras C7 y T1 que afecta la raíz nerviosa C8.

cuello, y el consecuente edema reactivo de la raíz nerviosa. Hay que observar que en la radiografía el orificio reducido con frecuencia parece una figura en 8, configuración que no deja espacio para la inflamación postraumática del nervio y causa dolor. Es natural que haya dolor y hallazgos neurológicos en la distribución neural afectada en la extremidad superior. Por ejemplo, un traumatismo que afecte la raíz C6 puede causar disminución de la sensibilidad en la parte lateral del antebrazo, debilidad muscular de los extensores de la muñeca y ausencia del reflejo braquiorradial (fig. 1-40). Sin embargo, también es posible que el único síntoma mencionado sea el dolor en el ángulo superomedial y borde medial de la escápula.

Cuando hay más movimiento, existe mayor probabilidad de lesión, y el crecimiento de los procesos uncinados secundarios a osteoartritis es más frecuente en el nivel C5-C6.

Prueba de Spurling

La prueba de compresión de la columna cervical determina si el dolor del paciente se intensifica cuando se comprime la columna cervical. El dolor causado por estrechamiento del agujero neural, presión sobre las articulaciones facetarias o espasmo muscular puede intensificarse con la compresión. La prueba de compresión también reproduce de manera confiable el dolor referido por la extremidad superior desde la columna cervical; al hacerlo, puede ayudar a localizar el nivel neurológico del trastorno existente.

Nivel neurológico T1, nivel de disco T1, T2

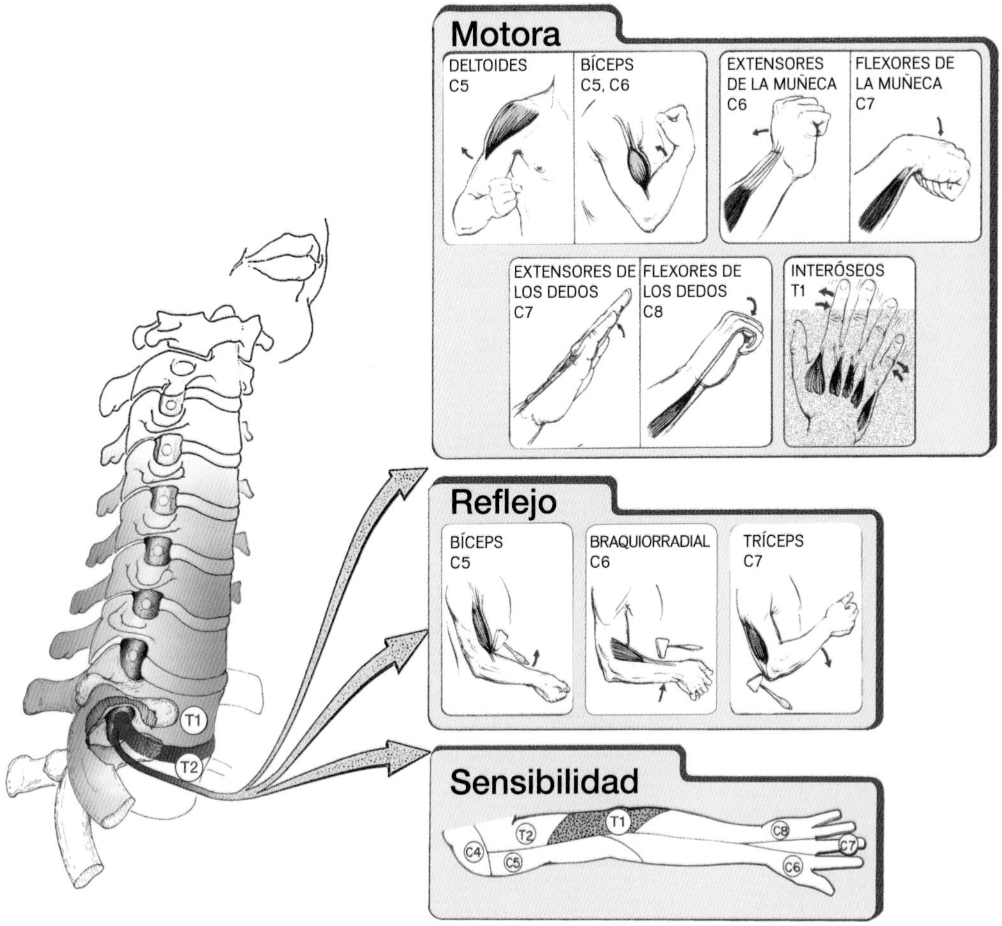

FIGURA 1-48 Hernia discal entre las vértebras T1 y T2 que afecta la raíz nerviosa T1. Es inusual encontrar una hernia discal en esta zona.

Para realizar la prueba de compresión, se pide al paciente que gire la cabeza hacia el lado afectado y extienda levemente la cabeza. Con el paciente sentado o acostado, se presiona sobre la parte superior de su cabeza; hay que averiguar si hay un aumento correspondiente del dolor en la columna cervical o en la extremidad. Se observa la distribución exacta del dolor y se sigue el trayecto de algún dermatoma previamente descrito (fig. 1-55).

Avulsión de raíces nerviosas

Las raíces nerviosas cervicales a menudo sufren avulsiones de la médula durante accidentes en motocicleta. Cuando un motociclista es lanzado de su vehículo, la cabeza y el cuello son forzados en sentido lateral y el hombro se deprime por el impacto contra el suelo, lo que estira las raíces nerviosas cervicales, que al final se arrancan (fig. 1-56). Las raíces nerviosas C5 y C6 son las que sufren avulsión con mayor frecuencia.

La exploración física muestra los resultados evidentes: con la pérdida de la raíz C5, hay parálisis total en el miotoma de C5 y deficiencia sensitiva en el dermatoma C5. El músculo deltoides se paraliza, hay hipoestesia o anestesia sobre la cara lateral del brazo y el reflejo del bíceps (C5-C6) disminuye o desaparece. La MRI muestra una avulsión al nivel del origen de la raíz nerviosa C5 entre las vértebras C4 y

TABLA 1-1 PARA ENTENDER LOS DISCOS HERNIADOS Y LA OSTEOARTRITIS DE LA COLUMNA CERVICAL

RAÍZ	DISCO	MÚSCULOS	REFLEJO	SENSIBILIDAD	EMG	MIELOGRAMA	APÓFISIS UNCIFORMES
C5	C4-C5	Deltoides Bíceps	Bíceps	*Brazo cara lateral* Nervio axilar	Fibrilación u ondas agudas en deltoides, bíceps[†]	Abultamiento en la médula espinal C4-C5	C5
C6[*]	C5-C6	Bíceps Extensores de la muñeca	Braquiorradial	*Antebrazo cara lateral* Nervio musculocutáneo	Fibrilación u ondas agudas en el bíceps[‡]	Abultamiento en la médula espinal C5-C6	C6
C7	C6-C7	Bíceps Extensores de la muñeca Extensores de los dedos	Tríceps	Dedo medio	Fibrilación u ondas agudas en el tríceps[§]	Abultamiento en la médula espinal C6-C7	C7
C8	C7-T1	Intrínsecos de la mano Flexores de los dedos		*Antebrazo cara medial* Nervio antebraquial-cutáneo medial	Fibrilación u ondas agudas en los músculos intrínsecos de la mano[ǀ]	Abultamiento en la médula espinal C7-T1	
T1	T1-T2	Intrínsecos de la mano		*Brazo cara medial* Nervio braquial-cutáneo medial	Fibrilación u ondas agudas en los músculos de la mano		

[*]Nivel más frecuente de herniación.
[†]Músculos deltoides, romboides, supraespinoso e infraespinoso.
[‡]Extensores radiales largo y corto del carpo.
[§]Tríceps, flexor radial del carpo, extensor largo de los dedos.
[ǀ]Músculos flexores de los dedos.
EMG, electromiografía.

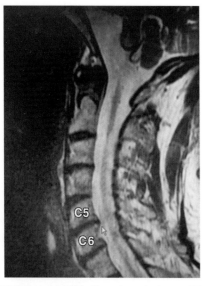

FIGURA 1-49 MRI: disco herniado en C5-C6.

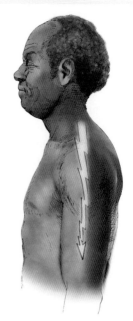

FIGURA 1-50 Prueba de Valsalva.

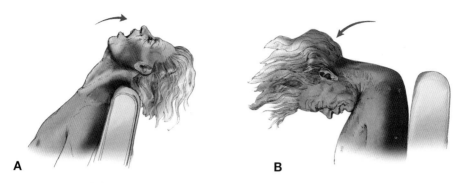

FIGURA 1-51A, B Lesión de la columna cervical por latigazo.

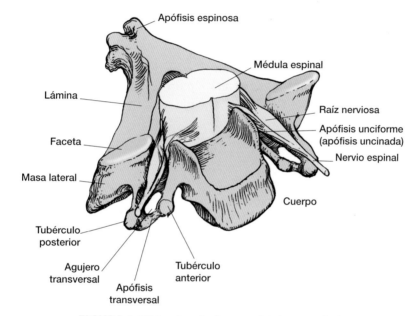

FIGURA 1-52 Anatomía de una vértebra cervical.

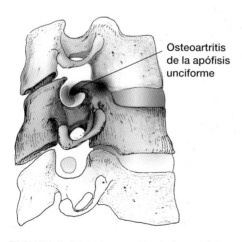

FIGURA 1-53 Osteoartritis de la apófisis unciforme o uncoartrosis.

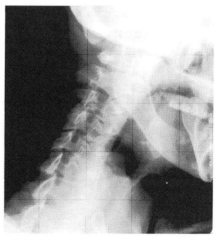

FIGURA 1-54 Agujero neural estrecho secundario a osteoartritis de la apófisis unciforme o uncoartrosis, C3-C4.

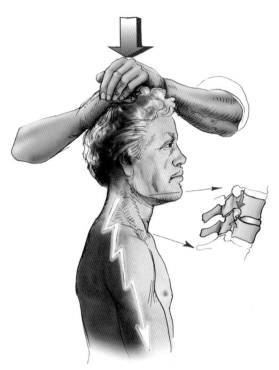

C5. Una lesión así no es susceptible de reparación quirúrgica. La lesión es permanente; no puede esperarse recuperación alguna.

Aunque C5 y C6 son las raíces que sufren avulsión con mayor frecuencia, también puede haber arrancamiento de C8 y T1. Si el motociclista golpea el piso con el hombro en hiperabducción, por lo general son las raíces inferiores del plexo braquial las dañadas, en tanto que las raíces nerviosas C5 y C6 permanecen intactas.

FIGURA 1-55 Prueba de compresión. (Hoppenfeld, S.: *Physical Examination of the Spine and Extremities*. Norwalk, CT: Appleton-Century-Crofts, 1976.)

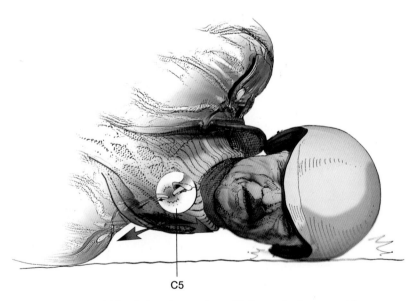

C5

FIGURA 1-56 Avulsión de la raíz nerviosa C5 después de un accidente en motocicleta.

Valoración de las lesiones de las raíces nerviosas que afectan el tronco y las extremidades inferiores

2

Las enfermedades que afectan la médula espinal y la cola de caballo (cauda equina), como las hernias de disco, tumores o avulsión de raíces nerviosas a menudo se manifiestan en las extremidades inferiores. La comprensión de las relaciones clínicas entre diversos músculos, reflejos y áreas sensitivas en las extremidades inferiores y sus niveles neurológicos (niveles medulares) son de particular utilidad para detectar y ubicar problemas vertebrales con mayor precisión y facilidad.

Para hacer más claras las relaciones entre la columna vertebral y las extremidades inferiores, la exploración neurológica de la columna vertebral lumbar se divide en pruebas de cada nivel neurológico y sus dermatomas y miotomas. Así, por cada nivel neurológico de la médula espinal baja, se realizan pruebas de músculos, reflejos y áreas sensitivas que con mayor claridad reciben dicha inervación.

Pruebas de las raíces nerviosas individuales, T2-S4

Niveles neurológicos T2-T12

Pruebas musculares

Intercostales: Los músculos intercostales reciben inervación segmentaria y son difíciles de valorar de forma individual.

Músculos rectos del abdomen: Los músculos rectos del abdomen reciben inervación segmentaria por las divisiones anteriores de T5 a T12 (L1), con la cicatriz umbilical dividiendo el punto entre T10 y T11.

El signo de Beevor (fig. 2-1) valora la integridad de la inervación segmentaria de los músculos rectos del abdomen. Se pide al paciente que realice un abdominal. Mientras el paciente lo realiza, se observa la cicatriz umbilical. En condiciones normales, no debería moverse en lo absoluto cuando se realiza la maniobra. Sin embargo, si la cicatriz umbilical se desplaza hacia arriba o hacia abajo o bien, hacia alguno de los lados, podría sugerirse posible afección asimétrica de los músculos abdominales anteriores. Las lesiones de la médula espinal o de las raíces entre T10 y T12 causan debilidad de la parte inferior del músculo y, por tanto, un signo de Beevor positivo

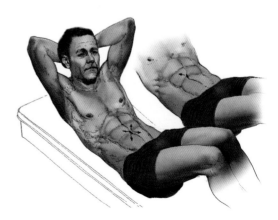

FIGURA 2-1 Signo de Beevor.

cuando la cicatriz umbilical se desplaza hacia arriba durante un abdominal.

Pruebas sensitivas

Las áreas sensitivas para cada raíz nerviosa se muestran en la figura 4-1. El área sensitiva para T4 atraviesa la línea de los pezones, T7 se encuentra al nivel del apéndice xifoides, T10 al nivel de la cicatriz umbilical y T12 al nivel inguinal. Existe suficiente superposición de estas áreas para que no se encuentre anestesia en casos donde sólo se afecte una raíz nerviosa. Sin embargo, es probable que exista hipoestesia.

Niveles neurológicos T12-L3
Pruebas musculares

No existen pruebas musculares específicas para cada raíz nerviosa. Los músculos que suelen valorarse son: iliopsoas (T12-L3), cuádriceps (L2-L4) y el grupo aductor (L2-L4).

Iliopsoas (ramas de [T12], L1-L3): El músculo iliopsoas es el principal flexor de la cadera (fig. 2-2). Para valorarlo, se pide al paciente que se siente en el borde de la mesa de exploración con las piernas colgando. Se estabiliza la pelvis al colocar la mano sobre la cresta iliaca del paciente y se le pide que realice elevación ac-

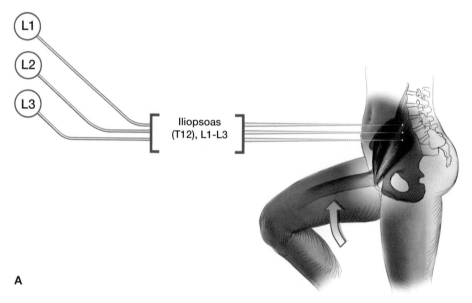

A

FIGURA 2-2A (T12), L1-L3: flexión de la cadera.

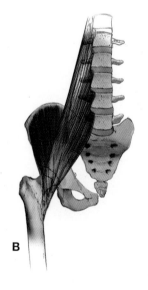

B

FIGURA 2-2B *Iliopsoas.*
Origen: Superficie anterior de los cuerpos de todas las vértebras lumbares en su apófisis transversa y discos intervertebrales correspondientes. Dos tercios de la fosa iliaca.
Inserción: Trocánter menor del fémur.

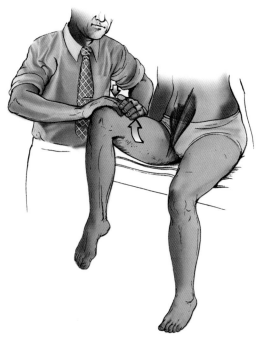

FIGURA 2-3 Valoración del músculo iliopsoas.

tiva de los músculos sobre la mesa de exploración. A continuación se coloca la otra mano sobre la porción distal femoral al nivel de la rodilla y se pide al paciente que eleve aún más el muslo conforme se opone resistencia (fig. 2-3). Se determina la resistencia máxima que puede superar el paciente. A continuación se repite la prueba en el músculo iliopsoas contralateral y se compara la fuerza muscular. Como el iliopsoas recibe inervación de varios niveles, un músculo que presenta debilidad leve en comparación con el lado opuesto podría indicar un problema neurológico.

Además de posibles enfermedades neurológicas, el músculo iliopsoas se torna débil secundario a un absceso en dicho tejido; el paciente puede referir dolor durante la prueba muscular. El músculo también puede tornarse débil como consecuencia de cirugía de rodilla o de cadera.

Cuádriceps: L2-L4 (nervio femoral): Para valorar la funcionalidad del cuádriceps, se pide al paciente que se coloque en posición de cuclillas (fig. 2-4). Se observa cuidadosamente si el paciente se pone de pie en posición recta, con las rodillas en extensión plena o si una pierna se utiliza más que la otra. El arco de movimientos de flexión a extensión debe ser suave. En ocasiones el paciente puede extender la ro-

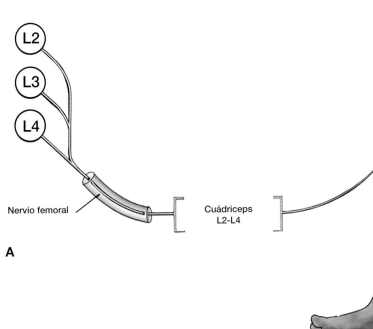

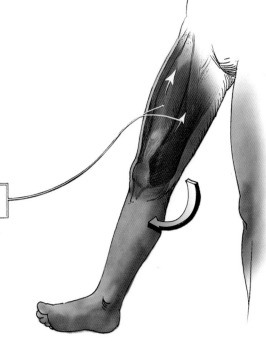

FIGURA 2-4A L2-L4: extensión de la rodilla.

(continúa)

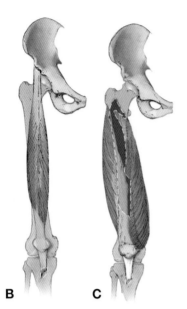

B   **C**

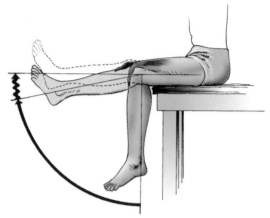

FIGURA 2-5 Déficit de la extensión. (Hoppenfeld, S.: *Physical Examination of the Spine and Extremities.* Norwalk, CT: Appleton-Century-Crofts, 1976.)

FIGURA 2-4B (*continuación*) *Recto anterior.*
Origen: El músculo recto anterior es un músculo de "doble articulación" con su origen en dos sitios diferentes. Trayecto recto: de la espina iliaca anteroinferior. Porción refleja: del surco justo por arriba del borde del acetábulo.
Inserción: Borde superior de la rótula y después hacia el tubérculo tibial a través del tendón infrarrotuliano.

FIGURA 2-4C *Músculo vasto crural.*
Origen: Dos tercios superiores de la superficie anterior y lateral del fémur.
Inserción: Borde superior de la rótula con el tendón del recto anterior y después a través del tendón infrarrotuliano hacia el tubérculo tibial.

Vasto lateral:
Origen: Cápsula de articulación de la cadera, línea intertrocantérica, tuberosidad glútea, línea áspera.
Inserción: Borde proximal y externo de la rótula y el tubérculo tibial a través del tendón infrarrotuliano.

Vasto medial
Origen: Mitad inferior de la línea intertrocantérica, línea áspera, línea supracondílea medial, tabique intramuscular medial, tendón del aductor mayor.
Inserción: Borde medial de la rótula y tubérculo tibial a través del tendón infrarrotuliano.

dilla con suavidad sólo hasta los últimos 10°, finalizando el movimiento en forma titubeante y con gran esfuerzo. Esta vacilación en los

últimos 10° de extensión se conoce como *déficit de la extensión*; ocurre porque los últimos 10° a 15° de extensión de la rodilla requieren al menos 50% más fuerza muscular que el resto del arco de movimiento (de acuerdo con Jacqueline Perry). El déficit de extensión se observa a menudo en asociación con debilidad del cuádriceps. En ocasiones el paciente es incapaz de extender su rodilla en los últimos 10°, incluso con un gran esfuerzo (fig. 2-5).

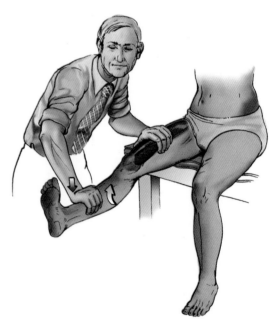

FIGURA 2-6 Prueba muscular para el cuádriceps.

Para valorar el cuádriceps manualmente, se estabiliza el muslo al colocar una mano justo por arriba de la rodilla. Se pide al paciente que extienda la rodilla conforme se ofrece resistencia justo por arriba de la articulación del tobillo. Se palpa el cuádriceps durante la prueba con la mano estabilizante (fig. 2-6). Obsérvese que la debilidad del cuádriceps también puede deberse a disminución de los reflejos en la fuerza muscular después de cirugía de rodilla o con desgarros en el músculo mismo.

Grupo aductor de la cadera: L2-L4 (nervio obturador): Al igual que el cuádriceps, los aductores de la cadera pueden valorarse como un grupo masivo (fig. 2-7). Se pide al paciente que se coloque en decúbito dorsal o en decúbito lateral y se le pide que realice abducción

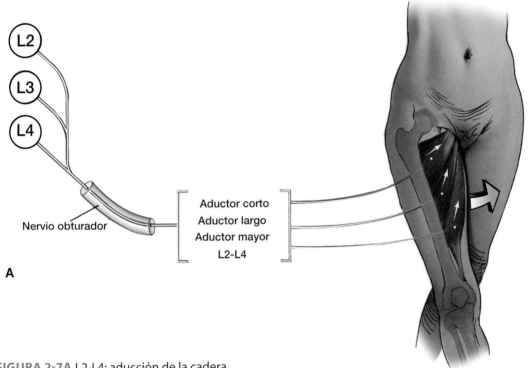

FIGURA 2-7A L2-L4: aducción de la cadera.

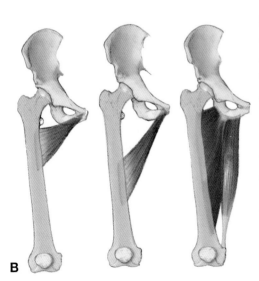

B

FIGURA 2-7B *Aductor corto* (centro).

Origen: Superficie externa de la rama inferior del pubis.

Inserción: Línea que se extiende desde el trocánter menor a la línea áspera y a la porción superior de la línea áspera.

Aductor largo (izquierda).

Origen: Superficie anterior del pubis en el ángulo entre la cresta y la sínfisis del pubis.

Inserción: Línea áspera, labio medial de la mitad interna.

Aductor mayor (derecha).

Origen: Tuberosidad isquiática, rama inferior del isquión y del pubis.

Inserción: Línea que se extiende del trocánter mayor a la línea áspera. La totalidad de la línea áspera, la línea supracondílea medial y el tubérculo aductor del fémur.

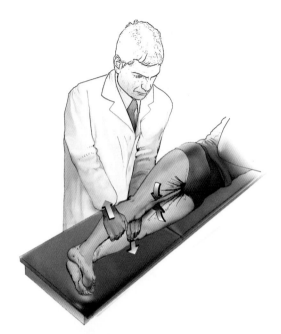

FIGURA 2-8 Prueba para valoración de los músculos aductores de la cadera.

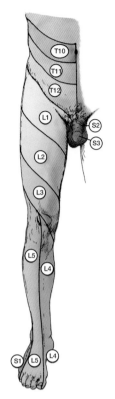

FIGURA 2-9 Dermatomas de la extremidad inferior.

de las piernas. Se coloca la mano en los bordes internos de ambas rodillas y se pide al paciente que realice aducción con las extremidades inferiores contra resistencia (fig. 2-8). Se determina la resistencia máxima que el paciente puede superar.

Reflejos

Aunque el reflejo del tendón rotuliano se integra al nivel L2-L4, esto ocurre predominantemente en L4 y se valorará como tal.

Pruebas sensitivas

Los nervios de L1 a L3 proporcionan sensibilidad sobre el área general de la cara anterior del muslo entre el ligamento inguinal y la rodilla. El dermatoma L1 es una banda oblicua sobre la porción anterosuperior del muslo, inmediatamente por debajo del ligamento inguinal. El dermatoma L3 es una banda oblicua sobre la cara anterior del muslo, inmediatamente por arriba de la rótula. Entre estas dos bandas, sobre la cara anterior de la porción media del muslo, se encuentra el dermatoma L2 (fig. 2-9).

Las pruebas sensitivas, con sus bandas de dermatomas individuales, son una forma más precisa de valorar los niveles neurológicos T12-L3 que las pruebas motoras, que carecen de músculos individuales representativos. No existen reflejos representativos para estos niveles, lo que hace más difícil establecer el diagnóstico del nivel neurológico exacto. Los niveles neurológicos L4, L5 y S1 están representados por músculos individuales, dermatomas y reflejos y se diagnostican con mayor facilidad.

Nivel neurológico L4

Pruebas musculares

Tibial anterior: L4 (nervio tibial anterior): El músculo tibial anterior está inervado predominantemente por el nivel segmentario L4; también recibe inervación de L5 (figs. 2-10 y 2-11). Para valorar la función muscular, se pide al paciente que camine sobre sus talones con los pies en inversión. El tendón del músculo tibial anterior se torna visible conforme cru-

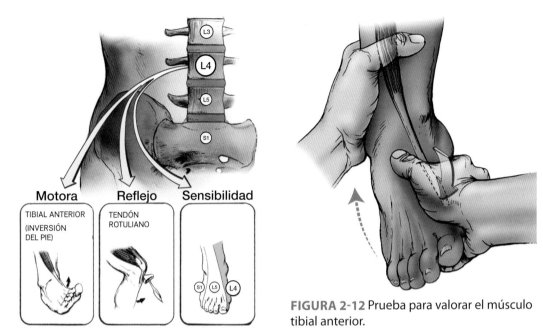

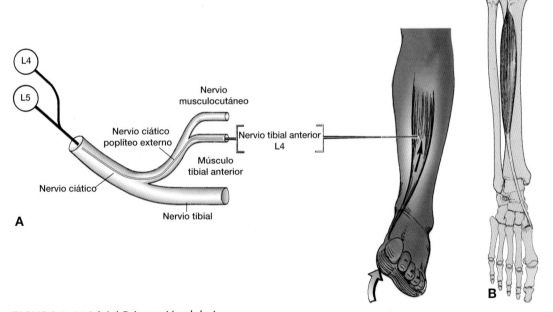

FIGURA 2-12 Prueba para valorar el músculo tibial anterior.

FIGURA 2-10 Nivel neurológico L4.

FIGURA 2-11A L4, L5: inversión del pie.

FIGURA 2-11B *Tibial anterior.*

Origen: Cóndilo lateral de la tibia, dos tercios superiores de la superficie anterolateral de la tibia, membrana interósea.

Inserción: Superficies medial y plantar del hueso cuneiforme medial, base del primer metatarsiano.

za la porción anteromedial de la articulación del tobillo; es bastante prominente conforme avanza en sentido distal hacia su sitio de inserción. Los pacientes con músculos tibiales anteriores débiles son incapaces de realizar la prueba funcional de dorsiflexión-inversión; también pueden mostrar "pie caído" o marcha de estepaje.

Para valorar manualmente el músculo tibial anterior, se pide al paciente que se siente en el borde de la mesa de exploración. Se apoya la porción inferior de la pierna y se coloca el pulgar en una posición que hace que permanezca el pie en dorsiflexión e inversión para alcanzarlo. Se trata de forzar el pie a flexión plantar y eversión al presionar contra la cabeza y diáfisis del primer metatarsiano; se palpa el músculo tibial anterior conforme se realiza la prueba (fig. 2-12).

Valoración de los reflejos

Reflejo del tendón rotuliano: El reflejo del tendón rotuliano es un reflejo osteotendinoso profundo, mediado a través de los nervios que emanan de las raíces nerviosas L2-L4 (predominantemente L4). Para aplicaciones clínicas, el reflejo del tendón rotuliano debe considerarse como un reflejo de L4; sin embargo, como recibe inervación de L2 y L3 y también de L4, el reflejo aún estará presente, aunque significativamente debilitado, incluso si la raíz nerviosa L4 se encuentra lesionada por completo. Este reflejo casi nunca está totalmente ausente. Sin embargo, en enfermedades musculares primarias, de las raíces nerviosas o de las células del asta anterior, el reflejo puede estar totalmente ausente.

Para valorar el reflejo del tendón rotuliano, se pide al paciente que se siente en el borde de la mesa de exploración con las piernas colgando (el paciente también puede sentarse en una silla con una pierna cruzada sobre su rodilla o, si el paciente se encuentra encamado, con la rodilla apoyada en unos cuantos grados de flexión) (fig. 2-13). En estas posiciones, el tendón infrarrotuliano se estira y se prepara. Se palpa la depresión de tejidos blandos a cada lado del tendón para ubicarlo con precisión y se intenta desencadenar el reflejo al golpear el tendón al nivel de la articulación de la rodilla con un movimiento corto y dirigido de la muñeca. Si es difícil obtener el reflejo, se refuerza pidiendo al paciente que sujete sus manos y que intente separarlas conforme se golpea el tendón. A esto se le conoce como la maniobra de Jendrassik. Evita que el paciente inhiba o influya conscientemente su respuesta a la prueba de reflejo. Se repite el procedimiento en la pierna opuesta y se clasifica reflejo como normal, incrementado, disminuido o ausente. Para recordar el nivel neurológico del reflejo, asóciese el hecho de que *cuatro* músculos constituyen el cuádriceps y a L4 con el reflejo rotuliano (fig. 2-14).

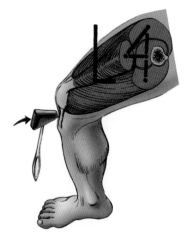

FIGURA 2-13 Reflejo rotuliano.

FIGURA 2-14 Una forma fácil de recordar que el reflejo rotuliano está inervado por L4 consiste en asociarlo con los *cuatro* músculos del cuádriceps y con el nivel neurológico *L4*.

El reflejo puede verse afectado por problemas diferentes a trastornos neurológicos. Por ejemplo, si el cuádriceps sufrió traumatismo, si el paciente ha sido sometido en fecha reciente a cirugía de rodilla o si existe derrame articular en la rodilla, el reflejo podría estar ausente o disminuido.

Pruebas sensitivas

El dermatoma L4 cubre el borde interno de la pierna y se extiende hacia el borde interno del pie. La articulación de la rodilla es la línea divisoria entre el dermatoma L3 por arriba y el dermatoma L4 por debajo. En la pierna, el borde agudo de la tibia es la línea divisoria entre el dermatoma L4 en el borde interno y el dermatoma L5 en el borde externo (fig. 2-15).

Nivel neurológico L5

Pruebas musculares (figs. 2-16 a 2-18)

1. Extensor largo del hallux (dedo gordo).
2. Extensores largo y corto de los dedos.
3. Glúteo medio.

Extensor largo del dedo gordo: L5 (rama profunda del nervio peroneo): El tendón del músculo extensor largo del hallux pasa frente a la articulación del tobillo, por fuera del músculo tibial anterior, que recibe inervación predominante de L4. Se valora su funcionalidad al pedir al paciente que camine sobre sus talones, con los pies en inversión, no en eversión. El tendón debe sobresalir claramente sobre su trayecto hasta la inserción en el extremo proximal de la falange distal del dedo gordo del pie. Para valorar manualmente el músculo extensor largo del dedo gordo, se pide al paciente que se siente en el borde de la mesa. Se sostiene el pie con una mano alrededor del calcáneo y se coloca el pulgar del explorador en una posición tal que el paciente deba realizar dorsiflexión del hallux para alcanzarlo. Se realiza oposición a esta dorsiflexión colocando el pulgar sobre la base de la uña del primer ortejo y el dedo del explorador a la altura de la cabeza de los metatarsianos y después se realiza presión hacia abajo sobre los dedos de los pies (fig. 2-19A). Si el pulgar del explorador cruza la articulación interfalángica, se esta-

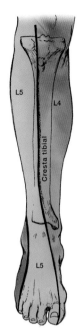

FIGURA 2-15 Dermatomas sensitivos L4 y L5.

rán valorando los extensores corto y largo del hallux; es necesario asegurarse que se aplica resistencia en sentido distal a la articulación interfalángica de forma que sólo se valore el extensor largo del hallux. Obsérvese que una fractura del primer ortejo u otro traumatismo reciente producirá debilidad muscular aparente en el extensor largo del hallux.

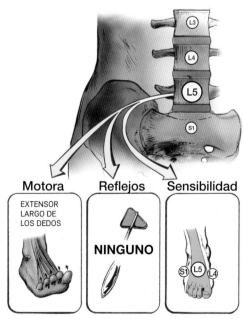

FIGURA 2-16 Nivel neurológico L5.

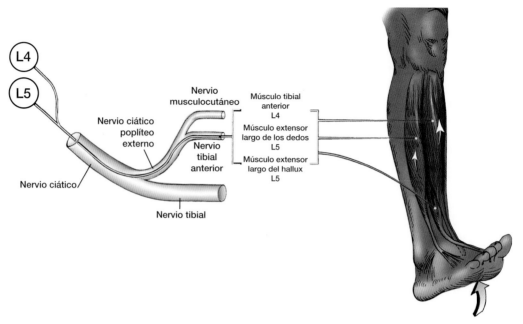

FIGURA 2-17 L4, L5: dorsiflexión del pie (extensión del tobillo).

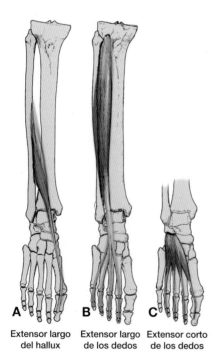

A — Extensor largo del hallux

B — Extensor largo de los dedos

C — Extensor corto de los dedos

FIGURA 2-18A *Extensor largo del hallux*.
Origen: Mitad de la superficie anterior del peroné, membrana interósea adyacente.
Inserción: Superficie dorsal de la base de la falange distal del dedo gordo.

FIGURA 2-18B *Extensor largo de los dedos.*
Origen: Tres cuartos superiores de la superficie anterior del peroné, membrana interósea.
Inserción: Superficie dorsal de la falange media y distal de los cuatro dedos laterales.

FIGURA 2-18C *Extensor corto de los dedos.*
Origen: Parte anterior y superior de la superficie lateral del calcáneo, seno del tarso.
Inserción: Primer tendón en la superficie dorsal de la base de la falange proximal del dedo gordo, permaneciendo los tres tendones en el borde lateral de los tendones del extensor largo de los dedos.

Extensores largo y corto de los dedos: L5 (nervio tibial anterior): Se valora el funcionamiento del extensor largo de los dedos al pedir el paciente que camine sobre sus talones, de la misma forma en que lo hizo para el extensor largo del hallux. El tendón del extensor largo del hallux debe resaltar sobre el dorso del pie, cruzando frente a la mortaja del tobillo y se separa para insertarse mediante pequeños haces en la superficie dorsal de las falanges media y distal de los cuatro dedos laterales.

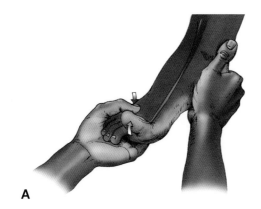

A

FIGURA 2-19A Valoración del músculo extensor largo del hallux.

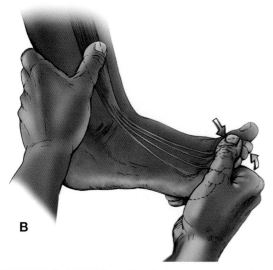

B

FIGURA 2-19B Valoración de los extensores de los dedos de los pies.

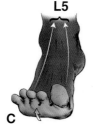

L5

C

FIGURA 2-19C Forma fácil de recordar que los extensores de los dedos de los pies reciben inervación del nivel neurológico L5.

Para la prueba manual, el paciente debe permanecer sentado en el borde de la mesa de exploración. Se fija el tobillo con una mano alrededor del calcáneo y se coloca el pulgar de la mano libre en una posición tal que el paciente deba extender los dedos de los pies para alcanzarlos. Se realiza oposición a este movimiento al hacer presión sobre el dorso de los dedos de los pies y al intentar flexionarlos en sentido plantar (fig. 2-19B). Prácticamente debería ser imposible la flexión.

Glúteo medio: L5 (nervio glúteo superior): Para valorar el glúteo medio, se pide al paciente que se coloque en decúbito lateral (fig. 2-20). Se estabiliza la pelvis del paciente con una mano y se pide al paciente que realice abducción de la pierna. Se permite la abducción completa de la pierna antes de oponer resistencia al hacer presión contra el borde externo al nivel de la articulación de la rodilla (fig. 2-21). Para evitar la sustitución muscular, que puede ocurrir si se permite la flexión de la cadera, debe asegurarse que la cadera permanece en posición neutra durante toda la prueba.

Valoración de los reflejos

No es fácil valorar los reflejos de las estructuras inervadas por el nivel neurológico L5. Aunque el músculo tibial posterior proporciona un reflejo de la inervación L5, es difícil desencadenarlo de manera sistemática. Si después de haber realizado las pruebas sensitivas y motoras no se tiene la certeza de la integridad del nivel L5, debe intentarse desencadenar el reflejo del tibial posterior al sostener el antepié en unos cuantos grados de eversión y dorsiflexión, así como al golpear el tendón del músculo tibial posterior sobre el borde interno del pie, justo antes de su inserción en la tuberosidad navicular. En condiciones normales, debería desencadenarse una ligera respuesta de inversión plantar.

Pruebas sensitivas

El dermatoma L5 abarca la porción externa de la pierna y el dorso del pie. La cresta de la tibia divide L5 de L4. Para hacer más clara la diferenciación entre L4 y L5, se palpa la

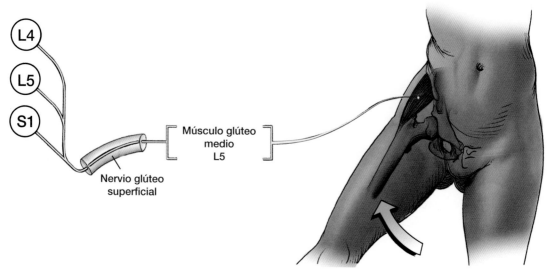

FIGURA 2-20 L4, L5, S1: abducción de la cadera.

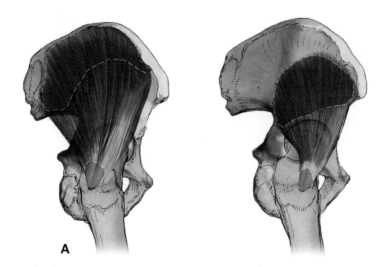

A

FIGURA 2-21A *Glúteo medio.*

Origen: Superficie externa del ílion entre la cresta iliaca y la línea glútea posterior por arriba hasta la línea glútea anterior por debajo y a través de la aponeurosis glútea.

Inserción: Superficie externa del trocánter mayor.

(*continúa*)

cresta de la tibia desde la porción distal de la rodilla conforme se angula hacia el maléolo interno. Todas las estructuras que se encuentran laterales a la cresta, incluido el dorso del pie, reciben inervación sensitiva de L5 (*véase* fig. 2-15).

Nivel neurológico S1

Pruebas musculares

1. Músculos peroneos largo y corto.
2. Músculos gastrocnemio y sóleo.
3. Glúteo mayor.

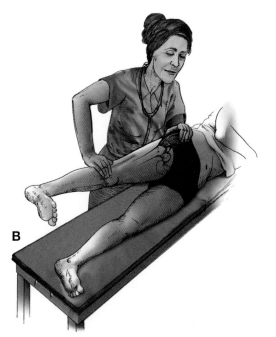

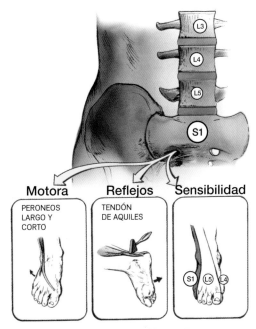

FIGURA 2-22 Nivel neurológico S1.

FIGURA 2-21B *(continuación)* Valoración del músculo glúteo medio.

Músculos peroneos largo y corto: S1 (nervio musculocutáneo): Los músculos peroneos pueden valorarse funcionalmente en conjunto (figs. 2-22 y 2-23). Como son músculos que causan la eversión del tobillo y pie, se pide al paciente que camine sobre el borde interno de los pies. Los tendones de los músculos peroneos deben hacerse prominentes justo conforme rodean el maléolo externo, pasan a cada lado del borde del tubérculo peroneo (el peroneo corto por arriba, el peroneo largo por abajo) y transcurren hasta sus inserciones respectivas.

Para la valoración manual de los músculos peroneos, se pide al paciente que se siente so-

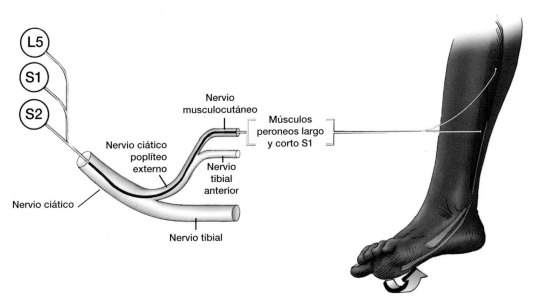

FIGURA 2-23 S1: eversión del pie.

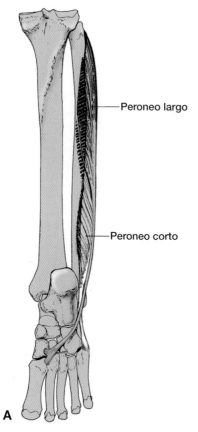

A

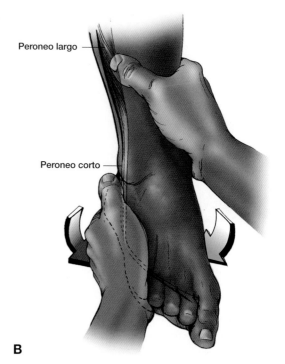

B

FIGURA 2-24A *Peroneo largo.*

Origen: Cabeza y dos tercios proximales de la superficie lateral del peroné.

Inserción: Borde lateral del hueso cuneiforme medial, base del primer metatarsiano.

Peroneo corto.

Origen: Dos tercios distales de la superficie lateral del peroné, tabique intramuscular adyacente.

Inserción: Apófisis estiloides de la base del quinto metatarsiano.

bre el borde de la mesa de exploración. Se fija el tobillo y se estabiliza el calcáneo mientras se coloca la mano contraria en una posición que fuerce al paciente a la flexión plantar y eversión del pie para alcanzarlo con su quinto dedo del pie. Se realiza oposición a esta flexión plantar y eversión al presionar contra la cabeza y diáfisis del quinto metatarsiano con la palma de la mano (fig. 2-24); se evita aplicar presión sobre los dedos de los pies, porque éstos podrían moverse.

FIGURA 2-24B Valoración de los músculos peroneos.

Músculos gastrocnemio y sóleo: S1, S2 (nervio tibial): Como el grupo muscular de los gastrocnemios-sóleo es más fuerte que los músculos combinados de brazo y antebrazo, es difícil detectar debilidad leve; por tanto, como grupo, es una mala elección para realizar pruebas musculares manuales y debe observarse su función en conjunto (fig. 2-25). Se pide al paciente que camine de puntas sobre los dedos de los pies; si existe debilidad muscular marcada el paciente será incapaz de realizar dicha actividad. Si la prueba es normal, se le pide que brinque sobre la parte anterior del pie, uno a la vez, forzando los músculos de la pantorrilla para que apoyen casi dos y media veces el peso corporal. Si el paciente es incapaz de realizar esta prueba, existe debilidad de los músculos de la pantorrilla (fig. 2-26). Es evidente que no es de esperarse que las personas de edad avanzada o los pacientes con

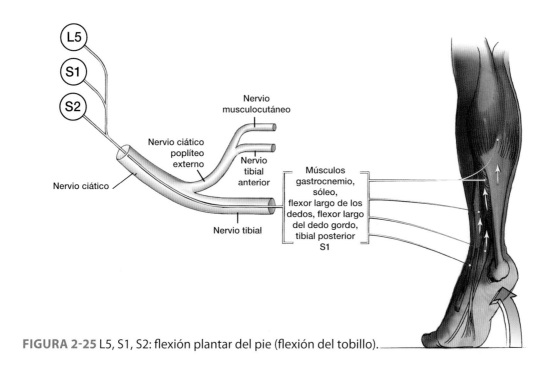

FIGURA 2-25 L5, S1, S2: flexión plantar del pie (flexión del tobillo).

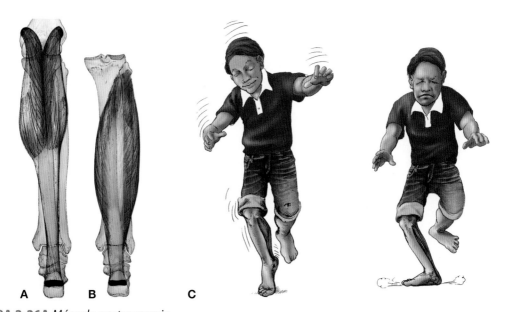

FIGURA 2-26A *Músculo gastrocnemio.*

Origen: Extremo interno: del cóndilo medial y la parte adyacente del fémur. Extremo externo: del cóndilo lateral y de la parte adyacente del fémur.

Inserción: En la superficie posterior del calcáneo mediante el tendón de calcáneo (tendón de Aquiles).

FIGURA 2-26B *Sóleo.*

Origen: Superficie posterior de la cabeza y tercio superior del peroné, poplíteo y tercio medio del borde medial de la tibia, arco tendinoso entre la tibia y el peroné.

Inserción: En la superficie posterior del calcáneo mediante el tendón calcáneo.

FIGURA 2-26C Valoración del grupo muscular de los gastrocnemios-sóleo.

lumbalgia realicen la parte funcional de este examen. A estos pacientes se les pide que se pongan de pie sobre una pierna y se eleve sobre los dedos de los pies en cinco ocasiones sucesivas. La incapacidad para completar esta prueba indica debilidad de los músculos de la pantorrilla.

Glúteo mayor: S1 (nervio glúteo inferior): Para valorar la función del glúteo mayor, se pide al paciente que se ponga de pie desde la posición sentada sin utilizar sus manos (fig. 2-27). Para realizar la prueba de fuerza con mayor precisión, se le pide al paciente que se coloque en decúbito ventral sobre la mesa de exploración con la cadera flexionada sobre el borde y con las piernas colgando. Se pide al paciente que doble su rodilla para relajar los tendones de la corva de forma que no puedan asistir al glúteo mayor en la extensión de la cadera. Se coloca el antebrazo sobre la cresta iliaca para estabilizar la pelvis, dejando la mano libre del explorador para palpar el músculo glúteo mayor. Se pide al paciente que extienda la cadera. Se opone resistencia a la extensión de la cadera al hacer presión hacia abajo sobre el borde posterior del muslo, justo por arriba de la articulación de la rodilla; conforme se realiza la prueba, se palpa el músculo glúteo mayor para determinar el tono (fig. 2-28).

Valoración de los reflejos

Reflejo del tendón de Aquiles: El reflejo del tendón de Aquiles es un reflejo osteotendinoso profundo mediado por el tríceps sural. Recibe inervación principalmente de los nervios que emergen del nivel medular S1. Si la raíz S1 está seccionada, el reflejo del tendón de Aquiles estará prácticamente ausente.

Para valorar el reflejo del tendón de Aquiles, se pide al paciente que se siente en el borde de la mesa de exploración, con las piernas colgando. Se aplica tensión ligera sobre el tendón mediante la dorsiflexión suave del pie. Se colocan el pulgar y los dedos del explorador en la depresión blanda que se encuentra a cada lado para ubicar el tendón de Aquiles con presión y se golpea con un martillo de reflejos sobre el extremo plano para inducir una flexión plantar súbita e involuntaria del pie (fig. 2-29). Podría ser de utilidad reforzar el reflejo al pedir al paciente que sujete sus manos e intente separarlas (o que las presione una contra otra) conforme se golpea al tendón. Para recordar el reflejo S1 con mayor facilidad, asóciese el "punto débil del tendón de AquileS1" (fig. 2-30).

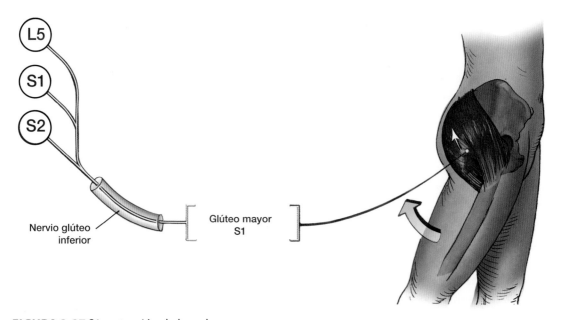

FIGURA 2-27 S1: extensión de la cadera.

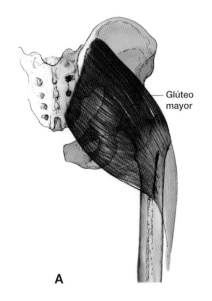

A

FIGURA 2-28A *Glúteo mayor.*

Origen: Línea glútea posterior y labio lateral de la cresta iliaca, superficie posterior del sacro y del cóccix.

Inserción: Banda tibial de la fascia lata, tuberosidad glútea del fémur.

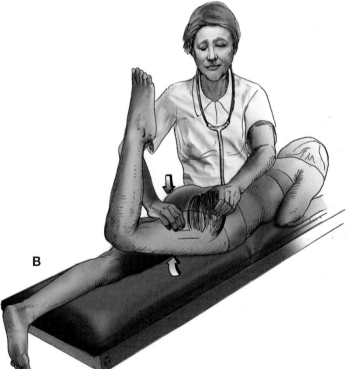

B

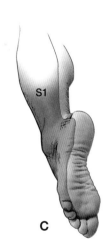

C

FIGURA 2-28B Valoración del músculo glúteo mayor.

FIGURA 2-28C Dermatoma S1.

Existen varios métodos alternativos para valorar el reflejo del tendón de Aquiles, algunos de los cuales se describen a continuación. Se elige el método apropiado, dependiendo del estado particular del paciente que se explora.

Si el paciente se encuentra confinado a una cama, se cruza una pierna sobre la rodilla opuesta de forma que se mueva la articulación del tobillo sin obstáculos. Se prepara el tendón mediante la dorsiflexión suave del pie con una mano sobre el antepié y se golpea el tendón. Si el paciente se encuentra en decúbito ventral en la cama, se le pide que flexione la rodilla a 90° y se prepara el tendón mediante la dorsiflexión

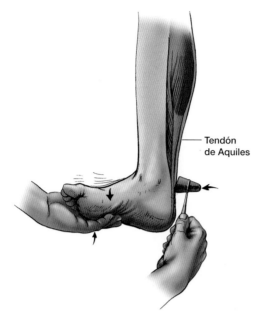

FIGURA 2-29 Prueba del reflejo del tendón de Aquiles.

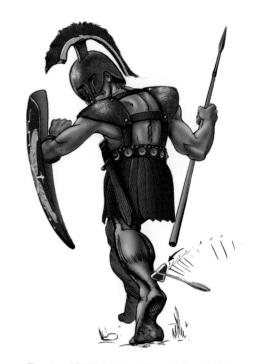

Punto débil del tendón de AquileS1

FIGURA 2-30 Forma fácil para recordar que el tendón de Aquiles es un reflejo de S1.

suave del pie antes de realizar la prueba. Si la articulación del tobillo del paciente está hinchada, o si es muy doloroso golpear el tendón de Aquiles directamente, se pide al paciente que se coloque en decúbito ventral con el tobillo sobre el borde de la cama o de la mesa de exploración. Se presiona la parte distal de los dedos contra el antepié para ocasionar dorsiflexión y se golpean los dedos del explorador con el martillo de reflejos. Se presenta un reflejo positivo si se contrae el músculo gastrocnemio y ocurre flexión plantar ligera del pie. El explorador debe tener la capacidad de detectar ese movimiento con el empleo de las manos.

Pruebas sensitivas

El dermatoma S1 abarca el borde externo y una parte de la superficie plantar del pie (fig. 2-28C).

Niveles neurológicos S2-S4

Los nervios que emergen de los niveles neurológicos S2 y S3 dan inervación a los músculos

intrínsecos del pie. Aunque no existe una forma eficaz de aislar estos músculos para su valoración, se deben inspeccionar los dedos de los pies en busca de dedos en garra, posiblemente causado por desnervación de los músculos intrínsecos. S2-S4 también son la principal inervación motora vesical y los problemas neurológicos que afecten el pie también pueden afectar la vejiga.

Valoración de los reflejos

No existen reflejos osteotendinosos profundos inervados por S2-S4. Sin embargo, existe el reflejo anal superficial. Para valorarlo, se toca la piel perianal; debe contraerse el músculo del esfínter anal (S2-S4) en respuesta a la estimulación.

Pruebas sensitivas

Los dermatomas alrededor del ano están dispuestos en tres anillos concéntricos y reciben inervación de S2 (el anillo más externo), S3 (el anillo medio) y S4-S5 (el anillo más interno) (fig. 2-31).

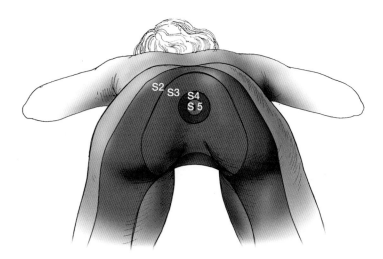

FIGURA 2-31 Dermatomas sensitivos S2-S5.

Resumen

A continuación se presenta un esquema clínico sugerido para la mayor parte de las pruebas neurológicas en las extremidades inferiores. Es práctico valorar en primer lugar todas las pruebas motoras, a continuación la sensibilidad y por último los reflejos.

La mayor parte de las **pruebas musculares** de la extremidad inferior afectada pueden realizarse con un mínimo de esfuerzo y de mo-

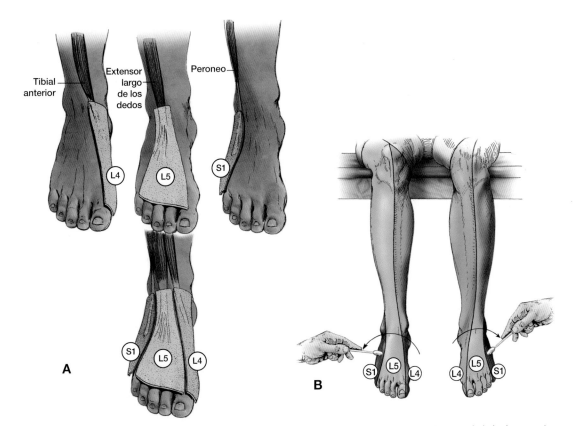

FIGURA 2-32 Dermatomas sensitivos **(A)** y **(B)** métodos prácticos para valorar la sensibilidad a través del dorso del pie.

NIVELES NEUROLÓGICOS EN LAS EXTREMIDADES INFERIORES

Motora
L3: cuádriceps (L2-L4)
L4: tibial anterior
L5: extensores de los dedos de los pies
S1: peroneo

Sensibilidad
T12: porción inferior del abdomen, justo proximal a ligamento inguinal
L1: porción superior del muslo, justo distal a ligamento inguinal
L2: porción media del muslo
L3: porción distal del muslo
L4: porción medial de la pierna: borde interno del pie
L5: porción externa de la pierna: dorso del pie
S1: cara externa del pie
S2: banda longitudinal en la cara posterior del muslo

Reflejos
L4: rotuliano
L5: tibial posterior (difícil de obtener)
S1: tendón de Aquiles

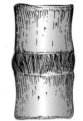
Anillo fibroso anterior

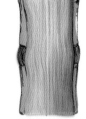
Ligamento longitudinal anterior

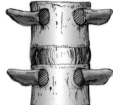
Anillo fibroso posterior

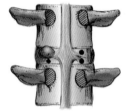
Ligamento longitudinal posterior

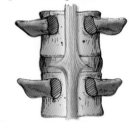
Hernia de disco

FIGURA 2-33 Bases anatómicas para las hernias lumbares posteriores.

vimiento por el examinador y el paciente, si en general se confinan a los pies. Las pruebas musculares se realizan en el pie, de la cara interna al borde externo; el tibial anterior en el borde interno del pie recibe inervación de L4, los extensores corto y largo de los dedos de los pies en la porción superior del pie reciben inervación de L5 y los músculos peroneos que se encuentran en el borde externo del pie reciben inervación de S1.

La **sensibilidad** también puede valorarse en un patrón continuo a través del dorso del pie del borde interno al externo. El borde interno del pie recibe inervación de L4, la porción superior del pie de L5 y el borde externo del pie de S1 (fig. 2-32). Es práctico valorar la sensibilidad en cada extremidad de forma simultánea para obtener una comparación instantánea. La piel sobre un músculo suele recibir inervación del mismo nivel neurológico que el músculo que cubre.

Los **reflejos** pueden valorarse también con facilidad. Con el paciente sentado, se valoran con facilidad los tendones apropiados (tendón infrarrotuliano, L4; tendón de Aquiles, S1).

Aplicaciones clínicas de los niveles neurológicos

Hernias lumbares

Los discos lumbares, al igual que los discos cervicales, suelen herniarse en sentido posterior más que anterior y hacia alguno de los lados más que hacia la línea media; las razones anatómicas para cada tipo de hernia son similares (*véase* pág. 25) y el disco por lo general lesiona sólo una de dos raíces nerviosas en cada nivel (fig. 2-33). El paciente por lo general refiere dolor que se irradia a una pierna o a la otra y rara vez el dolor se irradia a ambas piernas en forma simultánea.

Obsérvese que existe una relación especial entre las raíces nerviosas de la cauda equina y el espacio de los discos. Antes de salir a través del agujero neural, la raíz nerviosa gira en un ángulo aproximado de 45° sobre el pedículo de su vértebra. Como el pedículo se ubica en

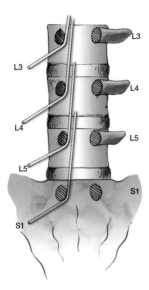

FIGURA 2-34 Bases anatómicas para la lesión de la raíz nerviosa por hernia discal.

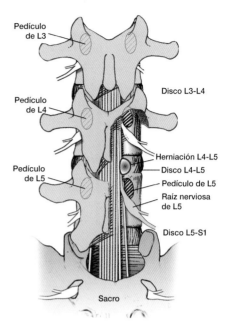

FIGURA 2-35 Hernia de disco L4/L5 que comprime el nervio L5.

el tercio superior del cuerpo vertebral, la raíz nerviosa, que se encuentra relativamente fija a él, nunca cruza el espacio del disco y por tanto no suele verse afectada por hernias de disco en dicho espacio (fig. 2-34). Suele afectarse una raíz nerviosa sólo en hernias del disco ubicadas *por arriba* de su punto de salida. Por ejemplo, la raíz nerviosa L5 cruza el espacio del disco entre L4 y L5 y después gira alrededor del pedículo de L5 y sale del conducto raquídeo a través del

agujero neural antes de alcanzar el espacio del disco L5-S1. Puede verse afectado por cualquier hernia de L4-L5, pero típicamente no por un hernia entre L5 y S1 (fig. 2-35). Así, un paciente cuyos síntomas se manifiestan en la distribución de L5 tiene la posibilidad de una hernia potencial en el espacio del disco *por arriba* de la vértebra L5.

TABLA 2-1 PARA COMPRENDER LAS HERNIAS LUMBARES

RAÍZ	DISCO	MÚSCULOS	REFLEJO	SENSIBILIDAD	EMG	MIELOGRAMA
L4	L3-L4	Tibial anterior	Rotuliano	Cara interna de la pierna	Fibrilación u ondas agudas en el tibial anterior	Imagen abultada sobre la médula espinal adyacente a L3-L4
L5	L4-L5	Extensor largo del dedo gordo	Ninguno (tibial posterior)	Cara externa de la pierna y dorso del pie	Fibrilación u ondas agudas en el extensor largo del dedo gordo[†]	Imagen abultada sobre la médula espinal adyacente al disco L4-L5
S1	L5-S1[*]	Peroneos largo y corto	Tendón de Aquiles	Cara externa del pie	Fibrilación u ondas agudas en los músculos peroneo largo y corto[‡]	Imagen abultada sobre la médula espinal adyacente al disco L5-S1

[*] Nivel más común de hernia discal.
[†] Extensores largo y corto de los dedos, región medial de los tendones de la corva, músculo glúteo medio.
[‡] Flexor largo del dedo gordo, gastrocnemio, región externa de los tendones de la corva, músculo glúteo mayor.
EMG, electromiografía.

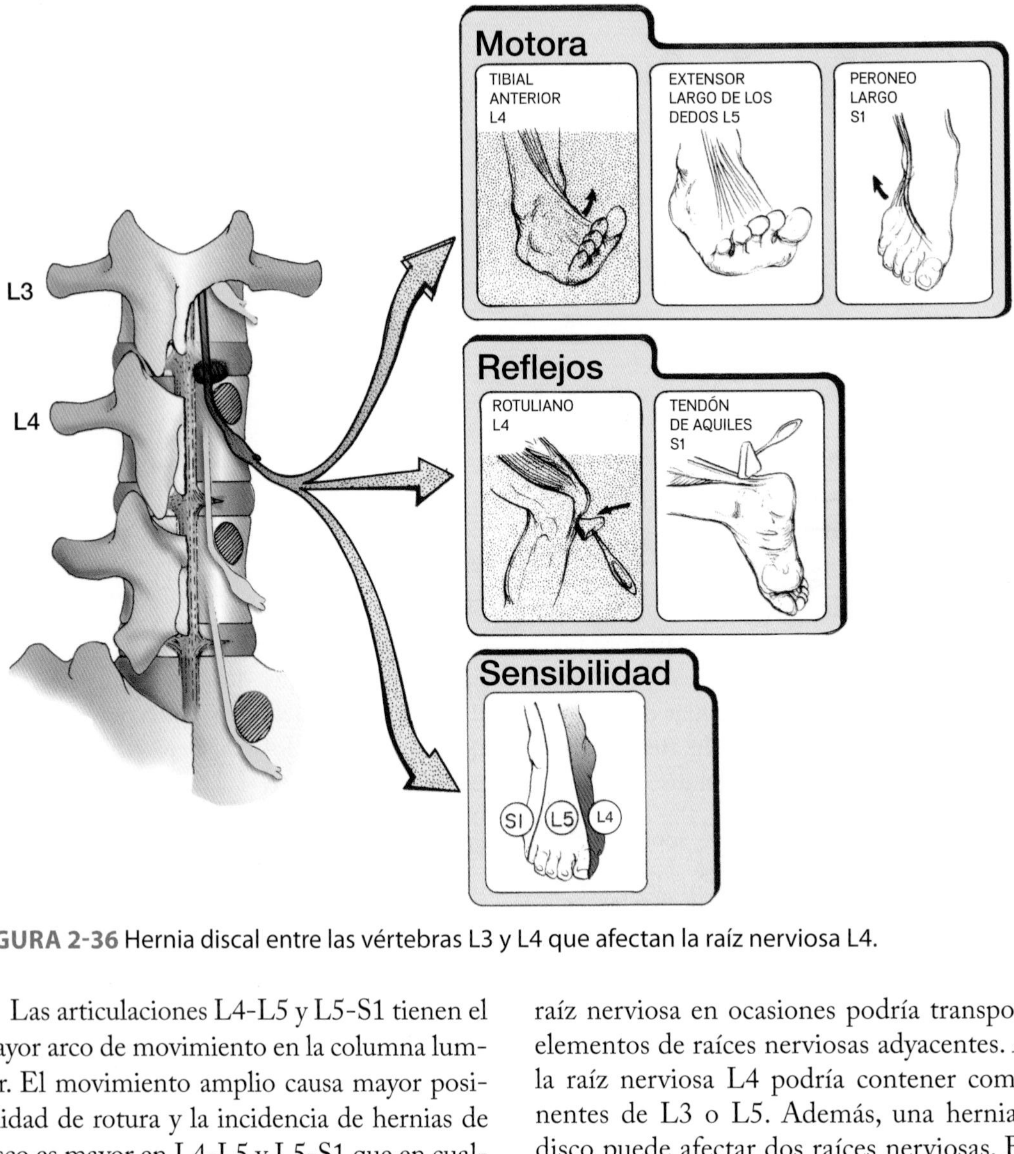

FIGURA 2-36 Hernia discal entre las vértebras L3 y L4 que afectan la raíz nerviosa L4.

Las articulaciones L4-L5 y L5-S1 tienen el mayor arco de movimiento en la columna lumbar. El movimiento amplio causa mayor posibilidad de rotura y la incidencia de hernias de disco es mayor en L4-L5 y L5-S1 que en cualquier otro espacio de discos lumbares en toda la columna vertebral. Alrededor de 90% de las hernias lumbares ocurren en estos dos niveles.

En la tabla 2-1 se delinean las pruebas aplicables para la mayor parte de los niveles neurológicos relevantes. Se revisan los problemas más críticos para enfermedades relacionadas con hernias de disco (figs. 2-36 a 2-39).

Aunque la tabla refleja los niveles neurológicos precisos, las manifestaciones clínicas podrían no ser tan claras. Las razones para esta discrepancia son numerosas. Por ejemplo, una raíz nerviosa en ocasiones podría transportar elementos de raíces nerviosas adyacentes. Así, la raíz nerviosa L4 podría contener componentes de L3 o L5. Además, una hernia de disco puede afectar dos raíces nerviosas. Esto se aplica particularmente al disco L4-L5, que podría comprimir no sólo la raíz L5 sino también la raíz S1, en particular si la herniación ocurrió en la línea media. La hernia de disco en ocasiones ocurre a más de un nivel, dando un patrón neurológico atípico.

Trastornos lumbares en comparación con hernias de disco

Los pacientes con frecuencia desarrollan "lumbalgia" después de levantar objetos pesados o de caídas o bien, después de accidentes

Nivel neurológico L5; nivel del disco L4, L5

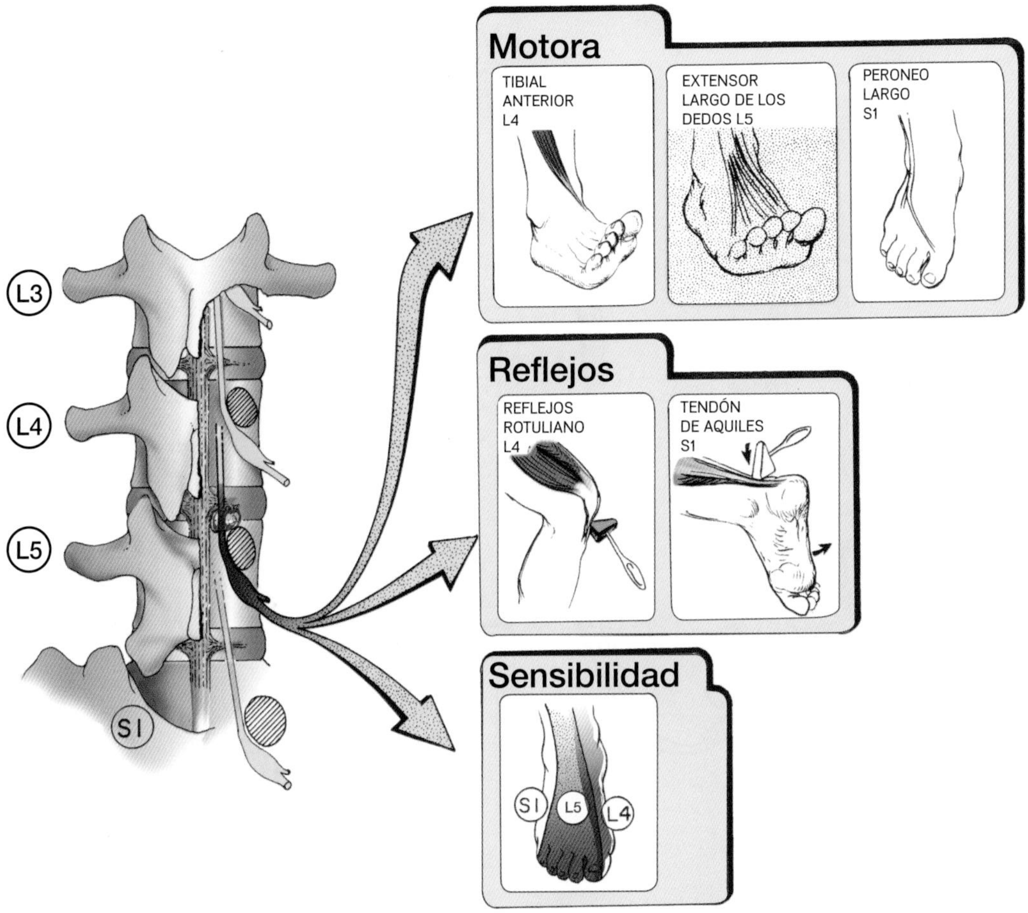

FIGURA 2-37 Hernia discal entre las vértebras L4 y L5 que afectan la raíz nerviosa L5. Éste es el segundo nivel más común de hernia discal lumbar.

automovilísticos intensos que sacuden o hacen girar al individuo en el interior del automóvil. Estos pacientes podrían referir dolor lumbar (señalando el punto doloroso al nivel de la columna lumbar) con irradiación en grados variables alrededor de las espinas iliacas posterosuperiores y hacia la pierna.

Los síntomas de dolor de espalda generalizado o trastornos lumbares sin afección neurológica puede diferenciarse de aquéllos con afectación neurológica al valorar los niveles neurológicos que dan inervación a las extremidades inferiores. Las pruebas deben repetirse con cada visita, porque podría ocurrir pérdida de la función que no fue aparente en el examen inicial, una pérdida adicional de la fuerza muscular, de los reflejos o de la sensibilidad

en el nivel neurológico afectado o mejoría en comparación con las manifestaciones iniciales (como resultado, quizá, del tratamiento).

A menos que exista evidencia de una alteración en los reflejos, en la sensibilidad o en la fuerza motora o bien, resultados positivos en una electromiografía el tratamiento conservador no quirúrgico que incluya fisioterapia, inyecciones y tratamiento farmacológico debe continuarse pese a la presión del paciente para modificar el tratamiento.

Aunque la afección neurológica de una hernia de disco más a menudo se manifiesta por una alteración de sólo uno o dos signos, debe existir suficiente información para ayudar a señalar el nivel neurológico afectado. Pueden realizarse electromiografía y resonancia

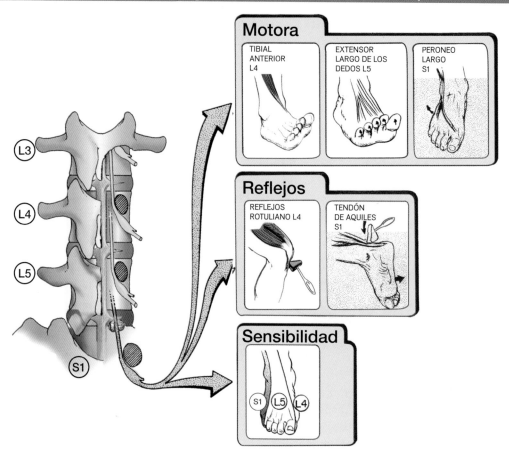

FIGURA 2-38 Hernia discal entre las vértebras L5 y S1 que afecta la raíz nerviosa S1. Éste es el nivel más común de hernia discal lumbar.

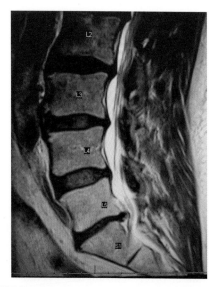

FIGURA 2-39 MRI de una hernia discal L5, S1.

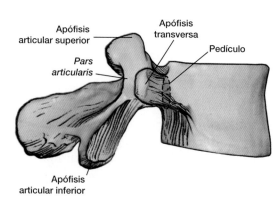

FIGURA 2-40 *Pars articularis* (porción interarticular).

magnética nuclear como parte de la valoración diagnóstica. Pero el juicio clínico, con base en la exploración física del paciente, más a menudo permitirá establecer el diagnóstico neurológico apropiado y prescribir el tratamiento correcto.

Espondilólisis y espondilolistesis

La espondilólisis se refiere a una zona de lisis que cruza la porción interarticular, entre las carillas articulares superior e inferior o, con mayor precisión, el punto en el cual la carilla articular inferior se acerca al pedículo (fig. 2-40). Como consecuencia de este trastorno, la vértebra afectada puede deslizarse hacia el frente sobre la vértebra inmediatamente inferior a ella. Este deslizamiento hacia el frente se

conoce como espondilolistesis. Aunque aún se desconoce la causa del defecto de la porción interarticular, a menudo se cree que puede ser consecuencia de una fractura por carga repetida. A causa de la frecuencia de la espondilolistesis L5-S1 con afección de las raíces nerviosas L5-S1, los tendones de la corva, que reciben inervación medial por L5 y lateral por S1 pueden sufrir espasmo. La sensibilidad y los reflejos permanecen normales, a menos que una hernia de disco esté asociada. En ocasiones puede ocurrir espondilolistesis incluso con una porción interarticular intacta en pacientes con artritis degenerativa. Sin embargo, esto es muy inusual.

El grado de deslizamiento hacia delante se mide clínicamente por la relación de la vér-

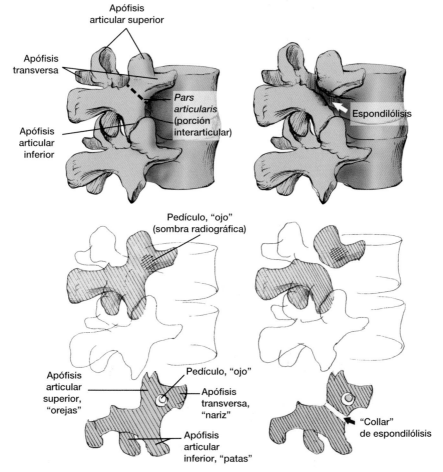

FIGURA 2-41 Esquema de una radiografía oblicua de la columna lumbar, que muestra el aspecto característico de "perro escocés" de sus elementos posteriores. Obsérvese el defecto en la *pars articularis* (porción interarticular) con aspecto de un collar alrededor del cuello del perro.

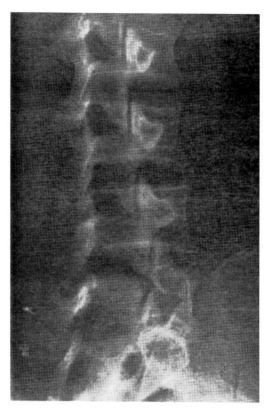

FIGURA 2-42 Espondilólisis.

tebra superior con la vértebra inferior (la vértebra superior se desliza hacia adelante). Un deslizamiento de hasta 25% se denomina como deslizamiento de primer grado, de 25% a 50% como deslizamiento de segundo grado y de 50% a 75%, deslizamiento de tercer grado. Cualquier deslizamiento más grande se denomina como deslizamiento de cuarto grado. La

vértebra involucrada más a menudo en la espondilólisis y la espondilolistesis es la vértebra L5. La segunda más común es L4.

El grado de dolor que el paciente experimenta no tiene necesariamente relación con el grado de deslizamiento, de forma que un paciente con deslizamiento de primer grado puede sentir más dolor que un paciente con deslizamiento de cuarto grado, que podría, de hecho, no percibir dolor en lo absoluto.

El incremento de los síntomas en pacientes con espondilólisis o espondilolistesis a menudo puede ser consecuencia de una hernia lumbar asociada. La incidencia de hernia discal es mayor en pacientes con espondilolistesis que en la población general. La hernia discal suele ocurrir un nivel por arriba de la enfermedad ósea. Por ejemplo, si existe un defecto óseo en L5, es más probable que ocurra hernia en el disco ubicado entre L4 y L5. La afección de la raíz nerviosa L5 puede producir manifestaciones neurológicas asociadas, como dolor con la elevación de la pierna en extensión, debilidad de los extensores de los dedos del pie y disminución de la sensibilidad en el dorso del pie. Aunque tal afección suele originarse de la hernia asociada, la raíz nerviosa puede verse afectada directamente por una espondilolistesis.

La espondilólisis y espondilolistesis son causas frecuentes de dolor de espalda en adolescentes; el paciente suele referir dolor de espalda, en particular después de realizar actividades deportivas.

Dorsal

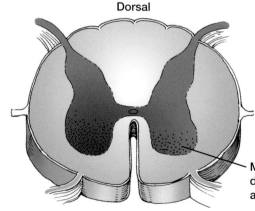

Más de 50% de pérdida de las células del asta anterior

FIGURA 2-43 La pérdida de las células del asta anterior ocasiona debilidad muscular clínica.

Ventral

MÚSCULO	NIVEL NEUROLÓGICO*		NERVIO
Flexores de la cadera	L1, L2, L3		
Aductores de la cadera	L2, L3, L4		Nervio obturador
Cuádriceps	L2, L3, L4		Nervio femoral
Tibial anterior	L4, L5		Nervio peroneo profundo
Tibial posterior	L4, L5		Nervio tibial posterior
Glúteo medio	L4, L5̲	S1	Nervio glúteo superior
Región interna de los tendones de la corva	L4, L5̲	S1	Nervio ciático, porción tibial
Extensor largo de los dedos de los pies	L5̲	S1	Nervio peroneo profundo
Extensor largo del dedo gordo	L5̲	S1	Nervio tibial anterior
Peroneo	L5	S1̲, S2	Nervio musculocutáneo
Pantorrilla	L5	S1̲, S2	Nervio tibial
Región lateral de los tendones de la corva	L5	S1̲, S2	Nervio ciático, porción tibial
Glúteo mayor	L5	S1̲, S2	Nervio glúteo inferior
Flexor largo del dedo gordo	S1̲, S2		Nervio tibial
Flexor largo de los dedos del pie	S1, S2		Nervio tibial
Intrínsecos de los dedos de los pies	S2, S3		Nervios plantares lateral y medial
Perineo	S2-S4		

* De acuerdo con Sharrard.
_ Nivel neurológico predominante.

Obsérvese que la espondilólisis tiene un aspecto característico en las radiografías (figs. 2-41 y 2-42).

Herpes zoster

El herpes zoster es una enfermedad viral que suele afectar un dermatoma y suele ser unilateral. Las raíces torácicas se afectan más a menudo. El dolor a menudo precede a la aparición de las lesiones cutáneas y siguen la distribución de la raíz nerviosa sin cruzar la línea media. El nivel afectado puede ubicarse a través de la exploración apropiada de la función sensitiva y la valoración del nivel de las lesiones cutáneas.

Poliomielitis

La poliomielitis es una enfermedad infecciosa aguda de origen viral que puede ocasionar cambios destructivos, transitorios o permanentes en la función motora. Implica la destrucción de las células del asta anterior de la médula espinal. La poliomielitis por lo general afecta a pacientes jóvenes, causando parálisis motora y atrofia. No afecta la sensibilidad ni los reflejos, que aunque están disminuidos, suelen estar presentes porque los arcos reflejos permanecen intactos a menos que se destruyan las células del asta anterior (fig. 2-43).

Aunque la lesión ocurre en la médula espinal, el aspecto clínico de la poliomielitis podría simular al de la lesión de la raíz nerviosa, porque el virus destruye las células de la raíz nerviosa. Deben afectarse al menos 50% de las células del asta anterior en el nivel que inerva un músculo en particular antes de que exista evidencia clínica de debilidad muscular (de acuerdo con W. J. W. Sharrard). La poliomielitis ataca en forma segmentaria las células del asta anterior (no afecta a todos los niveles en un área) y puede saltarse niveles, dejándolos exentos de la alteración. Esto ocasiona un grado menor de afección muscular por aquellos músculos que reciben inervación por varias capas. Por ejemplo, el músculo cuádriceps, que reciben inervación de L2 a L4, no experimenta debilidad significativa a menos que se afecte 50% de las células del asta anterior de los tres niveles mencionados. Por el contrario, el músculo tibial anterior, que recibe inervación principalmente de L4, que afecta 50% de las células del asta anterior de dicho nivel, causa un problema relativamente común de pie caído. Si las células del asta anterior del quinto nivel lumbar se encuentran afectadas, puede ocurrir debilidad del músculo glúteo medio, de los tendones de la corva mediales y de los extensores de los dedos de los pies. Si las células del asta anterior del nivel S1 se ven afectadas, entonces puede haber debilidad del músculo glúteo mayor, de los tendones de la corva laterales y de los músculos peroneos y de la pantorrilla.

A través de la vacunación, la poliomielitis ha sido prácticamente erradicada como causa de un problema grave.

Lesiones de la médula espinal por nivel neurológico

Las lesiones agudas que ocasionan tetraplejía o cuadraplejía y paraplejía presentan grandes problemas para el diagnóstico temprano del nivel de afección neural y para el pronóstico de función a futuro. En la sociedad actual, donde ocurren eventos debilitantes, incluidas guerras, accidentes automovilísticos e industriales, y deportes de contacto, estos trastornos son comunes y existe la necesidad de un sistema conciso para la exploración neurológica temprana. Las enfermedades traumáticas de cualquier tipo que afectan la columna vertebral y médula espinal deben diagnosticarse de inmediato y deben tratarse con precisión y rapidez. El aspecto fundamental para el tratamiento de las lesiones de la columna vertebral es la protección inmediata de la médula espinal, incluso si no se realiza una exploración inmediata. Sin protección inmediata, las lesiones incompletas de la médula espinal pueden progresar a lesiones completas y pueden perderse por completo las raíces nerviosas con lesión parcial.

Las lesiones de la médula espinal pueden ocurrir a cualquier nivel. Cada nivel en el cual ocurra una lesión representa un problema especial: las lesiones agudas de la columna cervical pueden ocasionar la muerte o tetraplejía; las lesiones de la columna torácica pueden ocasionar paraplejía espástica y las lesiones en la columna lumbar (lesiones de la cola de caballo) pueden ocasionar grados variables de parálisis flácida de las extremidades inferiores. La revisión que se presenta a continuación toma en consideración estas tres zonas con métodos de exploración que ayudan establecer el nivel preciso de afección neural.

Lesiones de la médula cervical: tetraplejía

3

La tetraplejía o cuadriplejía, como más se le conoce, significa la parálisis que afecta a las cuatro extremidades. La lesión que causa dicha parálisis ocurre en la columna cervical.

Al analizar un caso de tetraplejía, el establecimiento del nivel de afección neural y la valoración de su grado (si la lesión de la médula espinal es completa o incompleta) son los principales motivos de preocupación. Deben conocerse ambos factores para intentar pronosticar la recuperación de la función neurológica o antes de que se planifique cualquier programa de tratamiento y rehabilitación eficaces. Mientras más rápido sea el restablecimiento de la función de la médula espinal, mayor será la recuperación y por el contrario, con una tasa de recuperación lenta, la intensidad de la recuperación será menor. Esta regla simple facilita estimar las posibilidades a futuro de deambulación y de recuperación de la función vesical e intestinal. Como al inicio, el paciente podría encontrarse en un estado de choque medular (diasquisis) a partir de la cual puede ocurrir cierta recuperación neural, una exploración neurológica meticulosa, repetida cada 2 a 4 h durante las primeras 48 h, puede proporcionar algunas respuestas sobre la posibilidad de recuperación. Cada examen debe incluir pruebas musculares, pruebas de sensibilidad y de reflejos para permitir la valoración completa de una posible recuperación de la función de la médula espinal.

Valoración de los niveles individuales de la médula espinal: C3-T1

Si ocurrió sección completa de la médula espinal cervical, ocurre parálisis completa de las extremidades inferiores, pero el grado de parálisis de las extremidades superiores depende del nivel neurológico afectado. Aunque algunas lesiones de la médula espinal son, en realidad, incompletas o parciales (de forma que se conserva cierta función por debajo del nivel de la lesión) se revisarán los signos como si cada lesión de la médula espinal fuera completa, porque el problema real es determinar el nivel de la lesión.

El choque medular y la flacidez muscular asociada por lo general ocurren entre 24 horas y 3 meses después del traumatismo. La intensidad de la espasticidad y el tono no se incrementan gradualmente. Los reflejos osteotendinosos profundos se tornan exagerados y aparecen reflejos patológicos.

Nivel neurológico C3 (C3 intacto)

Un nivel neurológico C3 significa que está intacta la tercera raíz cervical, pero no la cuarta. El nivel neurológico C3 corresponde al nivel vertebral C3, C4 (fig. 3-1).

Función motora

No hay función motora en las extremidades superiores; el paciente se encuentra comple-

Nivel neurológico C3; nivel óseo C3, C4

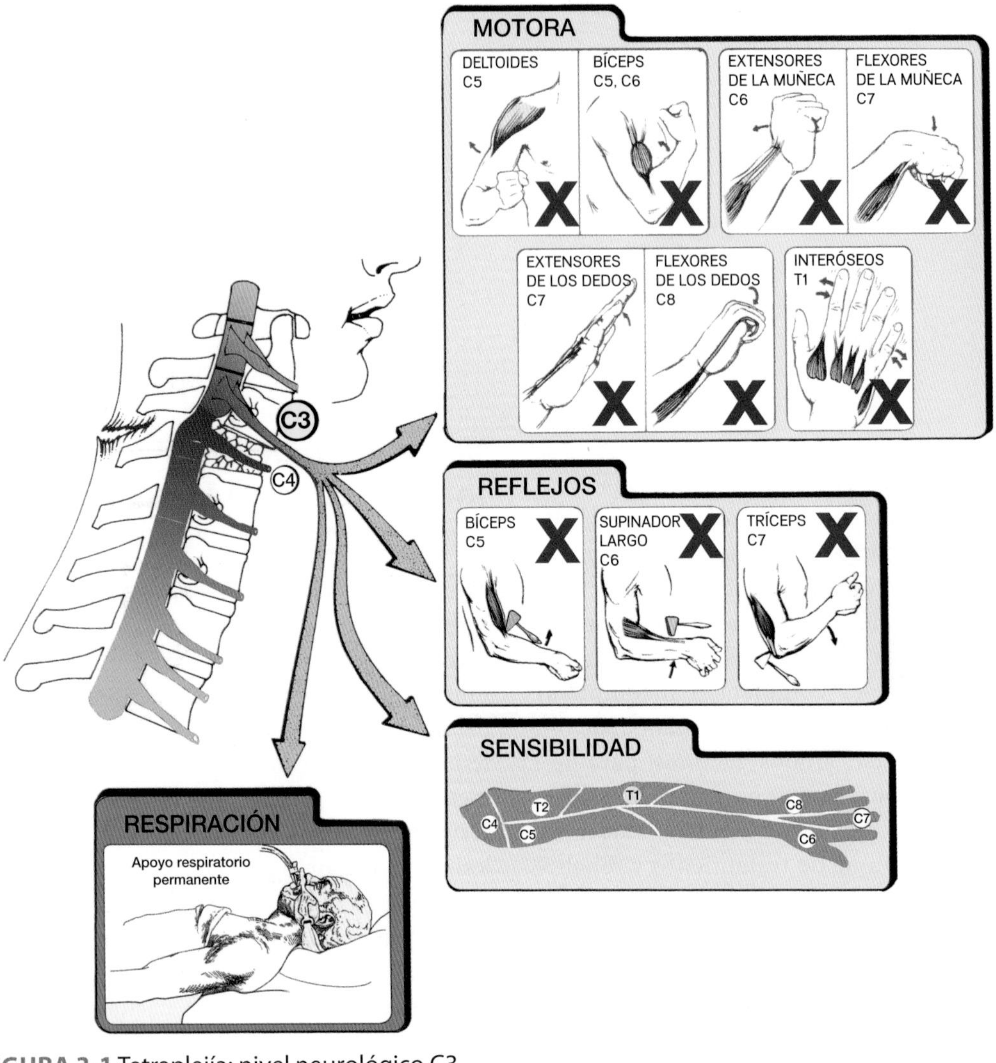

MOTORA

DELTOIDES C5	BÍCEPS C5, C6	EXTENSORES DE LA MUÑECA C6	FLEXORES DE LA MUÑECA C7
X	X	X	X

EXTENSORES DE LOS DEDOS C7	FLEXORES DE LOS DEDOS C8	INTERÓSEOS T1
X	X	X

REFLEJOS

BÍCEPS C5	SUPINADOR LARGO C6	TRÍCEPS C7
X	X	X

SENSIBILIDAD

RESPIRACIÓN

Apoyo respiratorio permanente

FIGURA 3-1 Tetraplejía: nivel neurológico C3.

tamente tetrapléjico. Los músculos se encuentran flácidos como consecuencia de la denervación y del choque medular. Una vez que ha cedido el choque medular, los músculos demostrarán grados variables de respuesta espástica. Como el diafragma es inervado en gran medida por C4, el paciente es incapaz de respirar de manera independiente y fallecerá sin asistencia respiratoria artificial. En ocasiones, en lo que en primer lugar parece como una afección del nivel C3, más tarde se recupera C4, con restablecimiento de la función diafragmática.

Sensibilidad

No existe sensibilidad en las extremidades superiores o por debajo de una línea 7.5 cm por arriba de los pezones en la pared torácica anterior.

Reflejos

En presencia de choque medular, todos los reflejos osteotendinosos profundos se encuentran ausentes. Cuando ha cedido el choque medular, los reflejos se tornan enérgicos o exagerados y pueden ser evidentes los reflejos patológicos.

Nivel neurológico C4; nivel óseo C4, C5

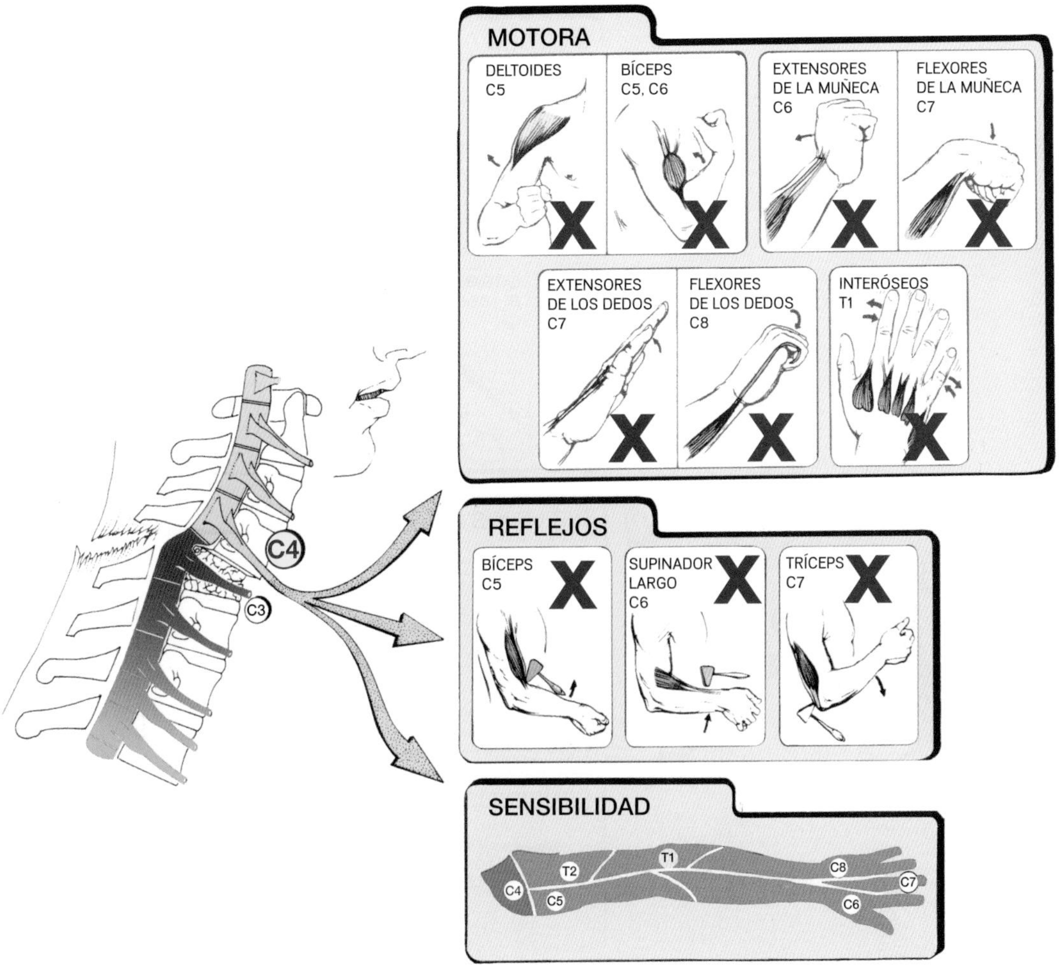

FIGURA 3-2 Tetraplejía: nivel neurológico C4.

Nivel neurológico C4 (C4 intacto)

En esta lesión el segmento de la médula espinal a nivel de C4 permanece intacto. La lesión se encuentra entre la cuarta y quinta vértebras cervicales (fig. 3-2).

Función motora

Los músculos de la extremidad superior no son funcionales. Como C4 se encuentra intacto, el paciente puede respirar de manera independiente y elevar los hombros. La falta de funcionamiento de los músculos intercostales y abdominales mantiene al paciente con reserva respiratoria baja, aunque probablemente adecuada para la reducción del nivel de función.

Está presente la *sensibilidad* en la pared torácica anterior, pero no en las extremidades superiores.

Reflejos

Al inicio, todos los reflejos osteotendinosos profundos se encuentran ausentes, pero al ceder el choque medular pueden observarse cambios.

Nivel neurológico C5 (C5 intacto)

Con una lesión a este nivel se deja intacto C5. Como este es el primer nivel de la médula

Nivel neurológico C5; nivel óseo C5, C6

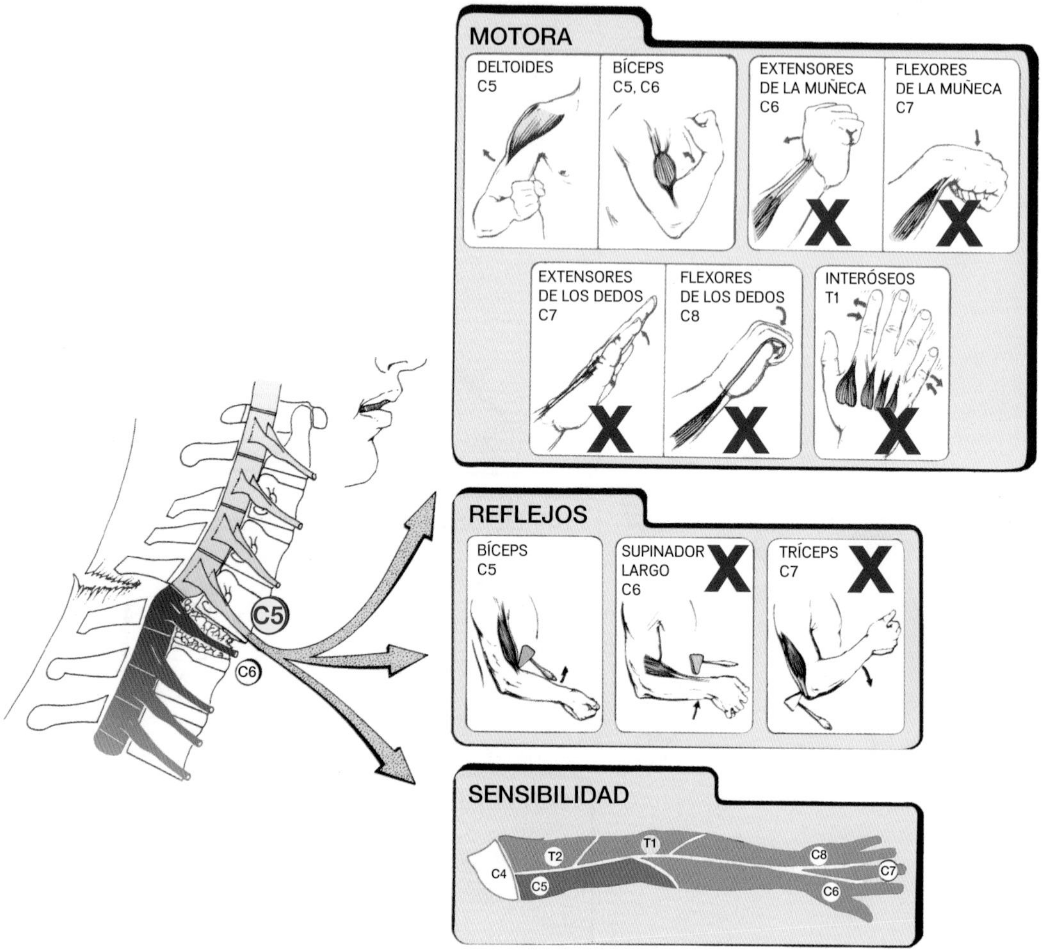

MOTORA

| DELTOIDES C5 | BÍCEPS C5, C6 | EXTENSORES DE LA MUÑECA C6 | FLEXORES DE LA MUÑECA C7 |

| EXTENSORES DE LOS DEDOS C7 | FLEXORES DE LOS DEDOS C8 | INTERÓSEOS T1 |

REFLEJOS

| BÍCEPS C5 | SUPINADOR LARGO C6 | TRÍCEPS C7 |

SENSIBILIDAD

T2, T1, C4, C5, C8, C7, C6

FIGURA 3-3 Tetraplejía: nivel neurológico C5.

espinal que contribuye a la formación del plexo braquial, las extremidades superiores tendrán cierta función (fig. 3-3).

Función motora

El músculo deltoides y una parte del músculo bíceps se encuentran funcionales. El paciente es capaz de realizar abducción, flexión y extensión de los hombros, así como cierta flexión de los codos. Sin embargo, estos movimientos son débiles porque los músculos que controlan estos movimientos por lo general tienen participación de la raíz nerviosa C6. El paciente no puede impulsar apropiadamente una silla de ruedas por sí mismo y su reserva respiratoria es baja.

La **sensibilidad** es normal sobre la porción anterior del tórax y sobre la cara lateral de los brazos desde el hombro hasta el pliegue del codo.

Reflejos

Como el reflejo bicipital está mediado principalmente a través de C5, podría encontrarse normal o ligeramente disminuido. Conforme cede el choque medular y se restablecen los elementos de C6, podría existir hiperreflexia.

Nivel neurológico C6 (C6 intacto)

La afección se encuentra al nivel esquelético C6-C7 (fig. 3-4).

Nivel neurológico C5; nivel óseo C5, C6

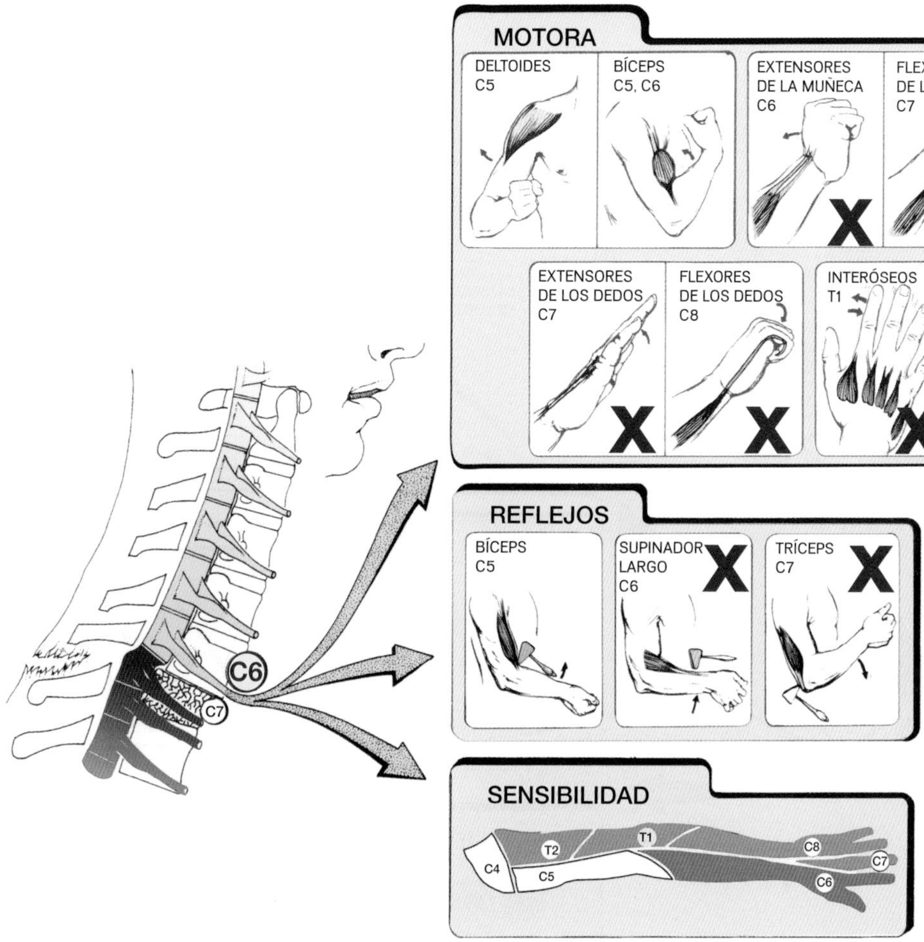

MOTORA

DELTOIDES C5 | BÍCEPS C5, C6 | EXTENSORES DE LA MUÑECA C6 | FLEXORES DE LA MUÑECA C7

EXTENSORES DE LOS DEDOS C7 | FLEXORES DE LOS DEDOS C8 | INTERÓSEOS T1

REFLEJOS

BÍCEPS C5 | SUPINADOR LARGO C6 | TRÍCEPS C7

SENSIBILIDAD

T2 | T1 | C8 | C7 | C4 | C5 | C6

FIGURA 3-4 Tetraplejía: nivel neurológico C6.

Función motora

Como C5 y C6 se encuentran intactos, hay función del bíceps y de los músculos del manguito de los rotadores o manguito rotador. El grupo muscular funcional más distal es el grupo extensor de la muñeca; los extensores radial largo y corto del carpo (C6) se encuentran inervados (aunque aún hay afección del extensor cubital del carpo [C7]). El paciente tiene un hombro totalmente funcional, con extensión plena del codo, supinación plena y pronación parcial del antebrazo, así como extensión parcial de la muñeca. La fuerza de extensión de la muñeca es normal, porque la fuerza de extensión proviene de manera predominante de los extensores radiales largo y corto del carpo.

La reserva respiratoria es baja. El paciente se encuentra confinado a una silla de ruedas, la cual puede impulsar sobre superficies lisas, niveladas.

Sensibilidad

La inervación sensitiva es normal en la cara lateral de toda la extremidad superior, en el pulgar, dedo índice y medio.

Reflejos

Los reflejos digital y braquiorradial son normales.

Nivel neurológico C7 (C7 intacto)

La afección ocurre al nivel vertebral C7-T1 (fig. 3-5).

Nivel neurológico C7; nivel óseo C7, T1

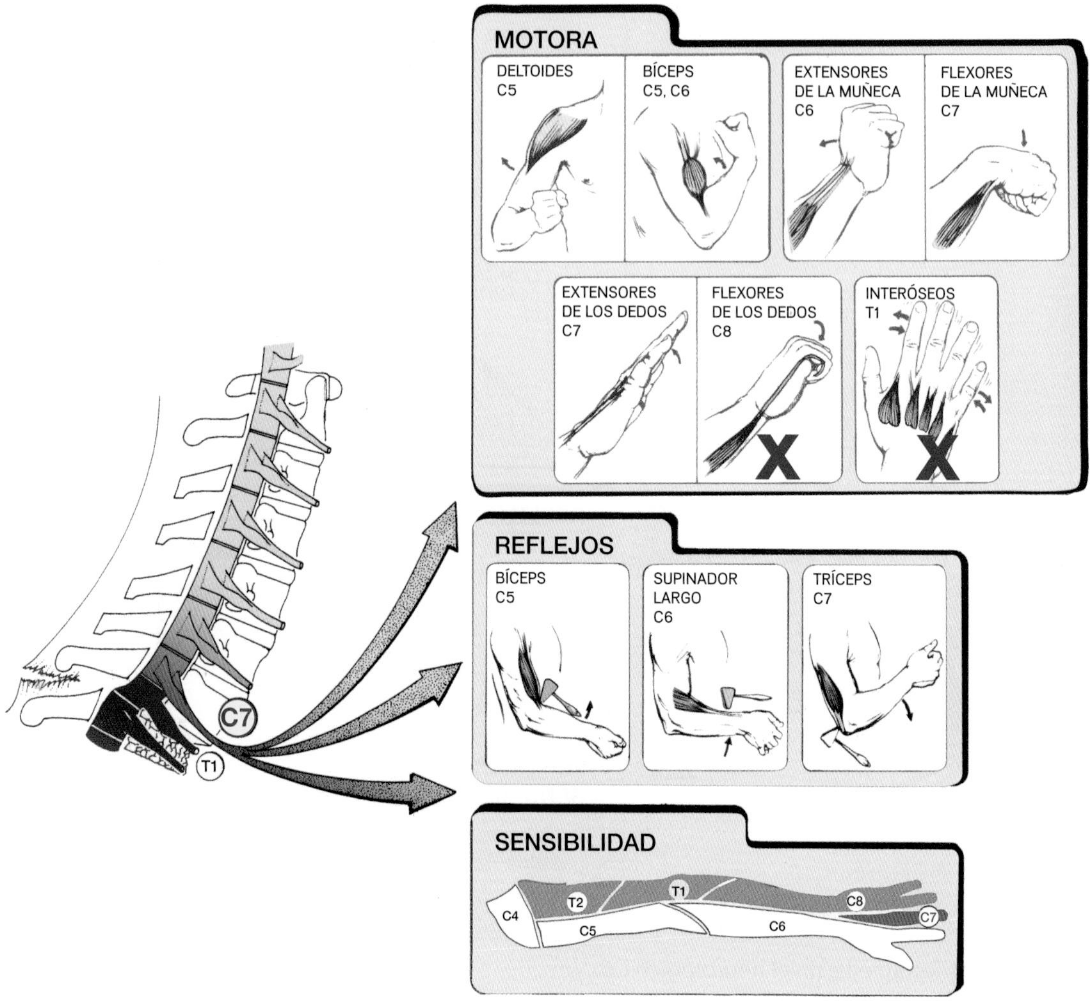

FIGURA 3-5 Tetraplejía: nivel neurológico C7.

Función motora

Con la raíz nerviosa C7 intacta, se encuentran funcionales el tríceps, los flexores de la muñeca y los extensores largos de los dedos. El paciente puede sostener objetos, pero la sujeción es extremadamente débil. Aunque el paciente se encuentra confinado a una silla de ruedas puede intentar utilizar barras paralelas y la deambulación con apoyo para ejercicio general.

Sensibilidad

C7 tiene poca representación sensitiva pura en la extremidad superior. No se ha mapeado una zona precisa para la sensibilidad para C7.

Reflejos

Los reflejos bicipital (C5), del músculo supinador largo (C6) y tricipital (C7) son normales.

Nivel neurológico C8 (C8 intacto)

Afección esquelética al nivel T1-T2 (fig. 3-6).

Función motora

La extremidad superior es normal, con excepción de los músculos intrínsecos de la mano. Todos los movimientos de las extremidades superiores, con excepción de la abducción de los dedos, aducción de los dedos y mecanismo

Nivel neurológico C8; nivel óseo C7, T1

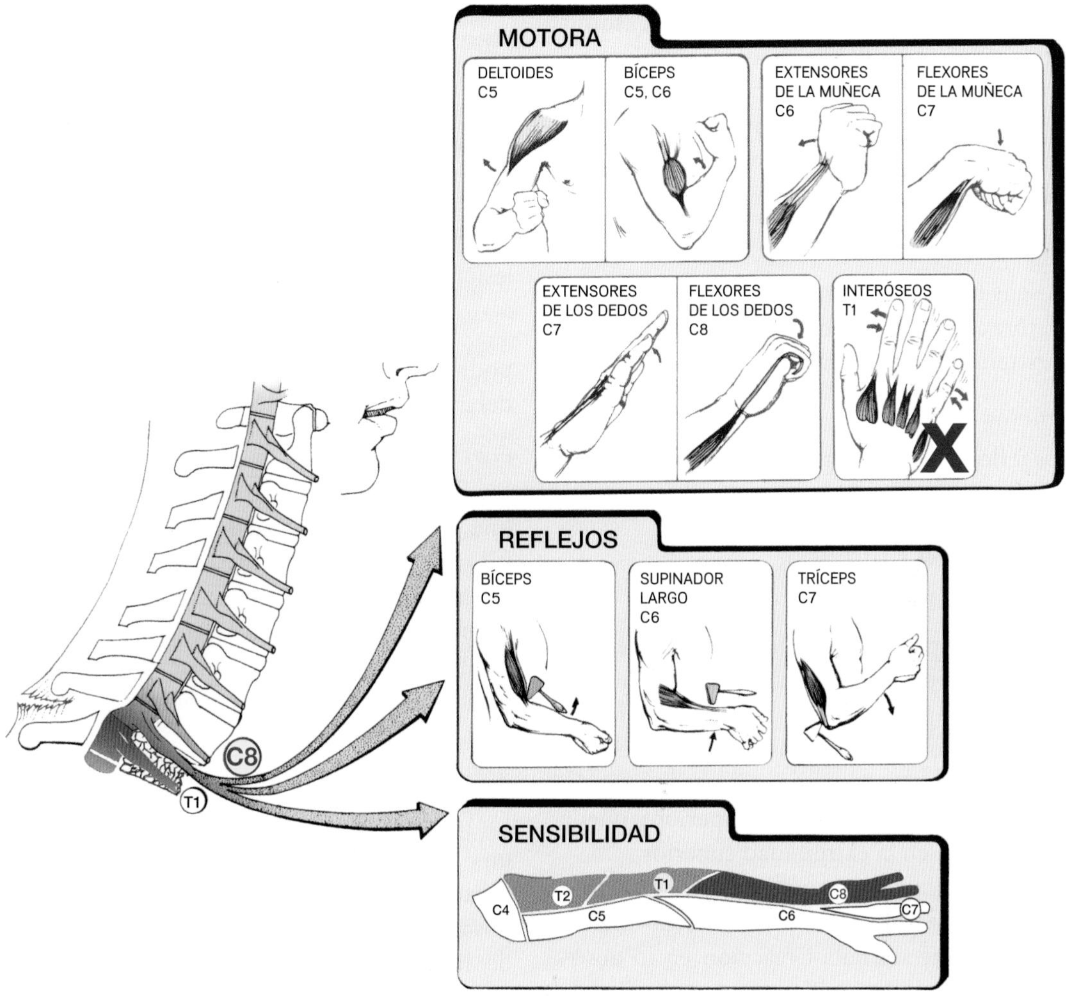

FIGURA 3-6 Tetraplejía: nivel neurológico C8.

de pellizco con los dedos pulgar, índice y medio se encuentran intactos. Es difícil la sujeción porque hay mano en garra.

Sensibilidad

La cara lateral de la extremidad superior y la totalidad de la mano tienen sensibilidad normal. La sensibilidad del borde interno del antebrazo es normal en varios centímetros por debajo del codo.

Reflejos

Todos los reflejos de las extremidades superiores se encuentran intactos.

Nivel neurológico T1 (T1 intacto)

La afección ocurre al nivel esquelético T2-T3.

Función motora

La afección al nivel neurológico T1 ocasiona paraplejía. La extremidad superior se encuentra completamente funcional. La inervación por el plexo braquial se encuentra intacta (C5-T1), mientras que la extremidad inferior se encuentra paralizada de manera parcial o total, lo que depende del grado de lesión de la médula espinal a dicho nivel. El paciente puede deambular en diversas formas con el uso de los soportes correctos, pero la silla de ruedas es el medio más práctico para desplazarse. Los individuos con paraplejía T1 pueden desplazarse con muletas y soportes pero no pueden asumir la posición erecta sin cierta ayuda. No hay estabilidad del tronco y el costo energético para la deambulación se incrementa de manera notable. Por tanto, la deambulación no es funcional, pero es útil como ejercicio.

Sensibilidad

La sensibilidad es normal en la pared anterior del tórax hasta los pezones y en la totalidad de la extremidad superior.

Reflejos

Los reflejos de la extremidad superior son normales.

Reflejos de neurona motora superior

Los reflejos patológicos aparecen en las extremidades superiores e inferiores en asociación con la tetraplejía. Puede desencadenarse el signo de Hoffmann en las extremidades superiores y, si está presente, es una indicación de lesión de neurona motora superior y puede manifestarse en la extremidad superior.

Para realizar la prueba para el signo de Hoffmann se pellizca la uña del dedo medio. Normalmente no habrá reacción en lo absoluto. Una reacción positiva produce flexión de la falange distal del pulgar y de las falanges media y distal de otro dedo (fig. 3-7).

Aplicaciones clínicas

Fracturas y luxaciones de la columna cervical

Las lesiones de la columna cervical son la principal causa de tetraplejía. Los tipos de lesiones incluyen lesiones en flexión (fracturas por compresión), lesiones por hiperextensión y lesiones por flexión-rotación (luxaciones de las carillas articulares cervicales).

En ocasiones, el nivel neurológico afectado no corresponde con el nivel esquelético. Así, en las fracturas-luxaciones de la quinta y sexta vértebras cervicales, el nivel neurológico C6

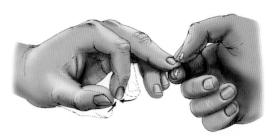

FIGURA 3-7 Signo de Hoffmann, que indica lesión de neurona motora superior.

podría permanecer funcional. Cada paciente debe ser valorado en forma individual.

Fractura de C1

La fractura de C1 o fractura de Jefferson es una fractura por estallamiento del anillo de C1, que por lo general causa descompresión de la médula espinal. La fractura a menudo es consecuencia de una caída, cuando el paciente cae sobre su cabeza. Si el paciente sobrevive, no suele haber manifestaciones neurológicas permanentes (figs. 3-8 y 3-9).

Fractura de C2

La fractura de C2 o fractura "del ahorcado" es una fractura por aplastamiento que ocasiona separación del cuerpo de C2 de sus elementos posteriores, con lo que causa descompresión de la médula espinal. Si el paciente sobrevive, suele haber manifestaciones neurológicas transitorias (figs. 3-10 y 3-11).

Fractura de la apófisis odontoides

La fractura de la base de la apófisis odontoides es consecuencia, a menudo, de traumatismos.

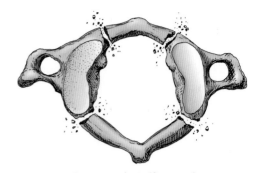

FIGURA 3-8 Fractura de Jefferson, fractura por aplastamiento del anillo de C1.

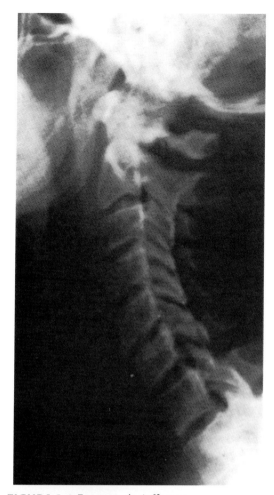

FIGURA 3-9 Fractura de Jefferson.

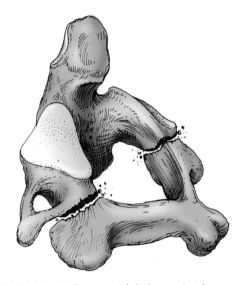

FIGURA 3-10 Fractura "del ahorcado", fractura que separa el cuerpo de C2 de sus elementos posteriores.

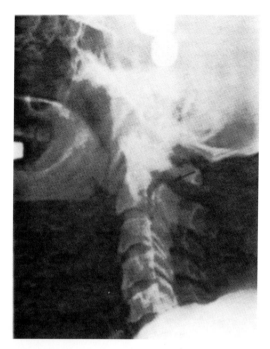

FIGURA 3-11 Fractura "del ahorcado".

El paciente suele sobrevivir. Puede haber manifestaciones neurológicas transitorias, pero sin el establecimiento de afección de un nivel neurológico específico. En ocasiones, si el traumatismo es lo suficientemente intenso, el paciente fallece. Sin embargo, suele haber suficiente espacio en el conducto medular para permitir el desplazamiento parcial de la apófisis odontoides (figs. 3-12 y 3-13).

Fracturas de C3-C7

Las *fracturas por compresión* son causadas por lesiones en hiperflexión del cuello cuando una fuerza vertical ocasiona rotura de las placas terminales de las vértebras y rompe el cuerpo vertebral. Estas fracturas por aplastamiento ocurren en la columna cervical y lumbar y pueden afectar las raíces nerviosas y la médula espinal misma (fig. 3-14). Una fractura por compresión de la vértebra C5, la fractura más común de la columna cervical, afecta la mayor parte del plexo braquial y puede ocasionar tetraplejía. Las fracturas por compresión se diagnostican con facilidad en las radiografías (fig. 3-15).

Las *lesiones por hiperextensión* del cuello son causadas por fuerzas de hiperextensión, como

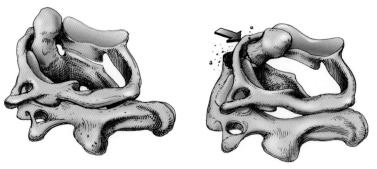

FIGURA 3-12 Fractura de la apófisis odontoides.

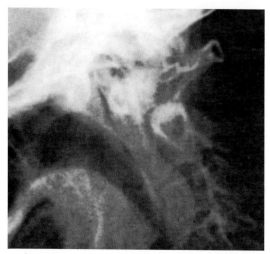

FIGURA 3-13 Fractura de la apófisis odontoides.

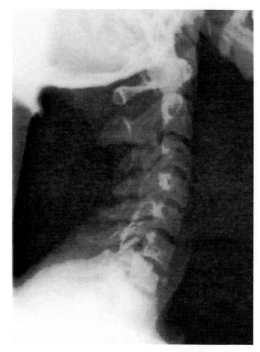

FIGURA 3-15 Fractura por compresión de la columna cervical.

la aceleración causada cuando se golpea a un automóvil por detrás. La lesión en hiperextensión es en esencia una lesión de tejidos blandos, a diferencia de las lesiones de compresión, en las cuales ocurren fracturas de los cuerpos vertebrales; suele romperse el ligamento longitudinal anterior y la médula espinal puede verse afectada. Como es una lesión de tejidos blandos, las lesiones por hiperextensión podrían no ser evidentes en las radiografías (fig. 3-16).

Las *luxaciones de las carillas articulares cervicales* son lesiones por flexión-rotación que

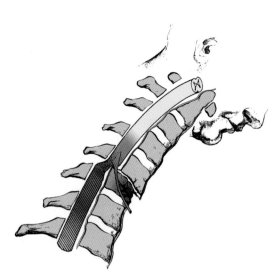

FIGURA 3-14 Fractura cervical por compresión, causada por hiperflexión del cuello.

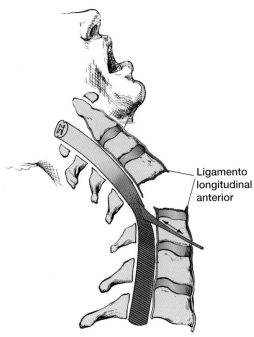

FIGURA 3-16 Lesión por hiperextensión de la columna cervical.

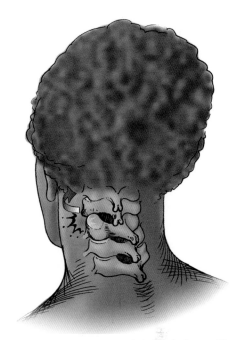

FIGURA 3-18 Luxación unilateral de las carillas articulares (Hoppenfeld, S.: *Physical Examination of the Spine and Extremities*. Norwalk, CT: Appleton-Century-Crofts, 1976.)

pueden causar problemas neurológicos. La luxación unilateral de las carillas articulares produce cierto estrechamiento del conducto raquídeo y de los agujeros neurales. Como la luxación unilateral de las carillas articulares ocasiona menos de 50% de luxación anterior del cuerpo vertebral, en casi 75% de los casos no ocurre afección neurológica, porque el estrechamiento no es suficiente para afectar la médula espinal (figs. 3-17 a 3-20).

Las *luxaciones bilaterales de las carillas articulares* producen un estrechamiento mucho mayor del conducto raquídeo en comparación con las luxaciones unilaterales, porque con la luxación de ambas carillas articulares, suele haber un desplazamiento de más de 50% en dirección anterior del cuerpo vertebral. A causa de este mayor grado de luxación, casi 85% de los pacientes sufren lesiones neurológicas. Como la columna cervical depende principalmente de ligamentos para su estabilidad, las luxaciones bilaterales de las carillas articulares, que causan desgarros de los ligamentos, rara vez cicatrizan con suficiente fuerza para recuperar la estabilidad de la columna cervical. A menos que se lleve a cabo un tratamiento apropiado, existe el riesgo de daño adicional como consecuencia de numerosos posibles accidentes. Pueden ocurrir luxaciones bilaterales a cualquier nivel, pero son más comunes en C5-C6, el nivel alrededor del cual ocurre la mayor parte de los movimientos (con excepción de las articulaciones especializadas en C1-C2) (figs. 3-21 y 3-22).

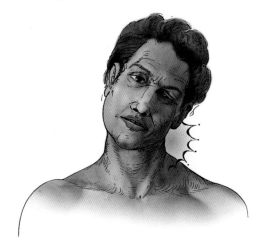

FIGURA 3-17 Dolor asociado con luxación de las carillas articulares.

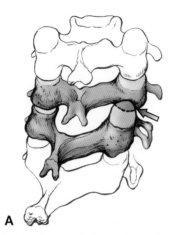
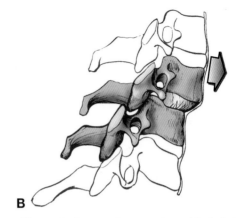

FIGURA 3-19 A, B En la luxación unilateral de las carillas articulares existe una luxación inferior a 50% del cuerpo vertebral en sentido anterior.

Actividades cotidianas

Respiración

A partir de esta descripción de las lesiones de la médula espinal, debe hacerse evidente que la sección completa de la médula espinal al nivel neurológico C3 o más alto es incompatible con la vida, a menos que el paciente reciba apoyo ventilatorio permanente. La afección de los niveles neurológicos C4 a C5 puede causar insuficiencia respiratoria que puede poner en riesgo la vida en casos de enfermedad pulmonar relativamente leve.

Silla de ruedas

C6 es el nivel neurológico más alto que deja inervación suficiente a la extremidad superior para permitir la manipulación independiente de la silla de ruedas. Sin embargo, es difícil la transferencia hacia la silla de ruedas y fuera de ella, por la falta de función del músculo tríceps. Se requiere un músculo tríceps activo para ayudar a elevar el cuerpo para la transferencia.

Muletas

Las lesiones medulares completas al nivel neurológico C8 y por arriba de dicho nivel son incompatibles con el uso de muletas, porque no son funcionales los músculos intrínsecos de la mano, que son necesarios para sujetar con fuerza las muletas. Es más difícil la marcha

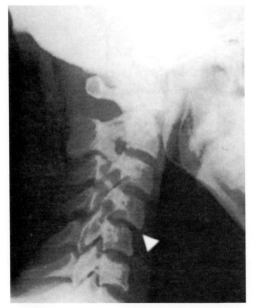

FIGURA 3-20 Luxación unilateral de las carillas articulares. Luxación anterior grado I del cuerpo vertebral.

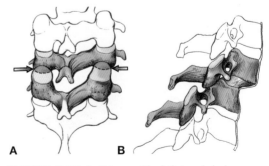

FIGURA 3-21 A, B Luxación bilateral de las carillas articulares que ocasiona una luxación anterior mayor de 50% del cuerpo vertebral.

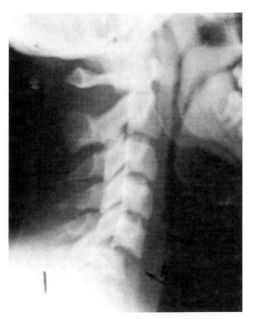

FIGURA 3-22 Luxación bilateral de las carillas articulares. Luxación grado III del cuerpo vertebral.

funcional con muletas porque es necesario consumir dos a cuatro veces más energía que la ambulación normal y por disminución de la reserva respiratoria. Los intentos para favorecer la deambulación con soportes y con otros mecanismos de apoyo rara vez tienen éxito.

Obsérvese que esta información es cierta para lesiones completas de la médula espinal; las lesiones parciales de la médula espinal tienen patrones variables de deficiencia neurológica. Cada paciente debe ser valorado en forma individual (fig. 3-23).

Hernias discales cervicales

Aunque las hernias cervicales a menudo ocasionan afección de las raíces nerviosas, el conducto medular es suficientemente grande para dar cabida a la hernia de disco sin lesión significativa de la médula espinal y rara vez ocurre tetraplejía. Sin embargo, puede haber grados menores de daño de la médula espinal (lesiones de neurona motora superior) por hernias grandes en la línea media. A menudo se reconocen al inicio como disminución en la sensibilidad de la posición y vibración en las extremidades inferiores. En casos más avanzados, puede haber debilidad muscular real e hiperreflexia osteotendinosa profunda, así como síntomas vesicales tempranos.

Tumores de la columna cervical

Los tumores de la médula cervical son lesiones que ocupan espacio. Puede manifestarse como dolor local en la columna vertebral y puede irradiarse a las extremidades. Suele establecerse la ubicación anatómica del tumor mediante la valoración neurológica de la extremidad. Por ejemplo, un tumor de la médula espinal cervical que afecte el segmento C6-C7 puede causar anestesia del dedo medio y ausencia del reflejo tricipital, así como debilidad de la extensión del dedo y flexión de la muñeca. Los tumores primarios de la médula espinal rara vez afectan niveles neurológicos precisos.

Los tumores metastásicos en las vértebras de la columna cervical no son poco comunes.

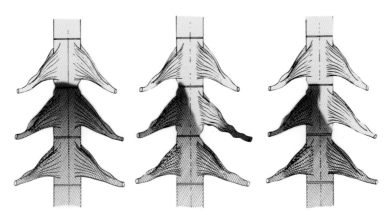

FIGURA 3-23 Los hallazgos por lesión completa dependen de la configuración anatómica de la destrucción del tejido neural en un nivel en particular.

Los tumores primarios de pulmón y mama a menudo dan metástasis a la columna vertebral. Conforme se destruye el hueso, tiene lugar colapso vertebral y angulación y ocurre tetraplejía. El nivel neurológico de afección suele correlacionarse con los datos radiológicos.

Tuberculosis espinal

La tuberculosis espinal causa formación de giba a través de la destrucción vertebral. La angulación de la columna vertebral puede causar compresión de la médula espinal y tetraplejía, pero el proceso es mucho más lento que el del traumatismo. A menudo ocurre recuperación neurológica después de la descompresión quirúrgica y quimioterapia.

Mielitis transversa

El término mielitis transversa hace referencia a un proceso inflamatorio en el cual la lesión de la médula espinal se extiende en sentido horizontal a través de la médula y se limita en sentido longitudinal a uno o cuando mucho a unos cuantos segmentos medulares. Ocurre mielitis ascendente cuando la lesión se disemina en sentido proximal.

La mielitis transversa puede ocurrir de forma espontánea y con rapidez después de una vacunación, un proceso infeccioso o traumatismos. Aunque ocurre pérdida de la función sensitiva y motora por debajo de la lesión, es poco común la anestesia completa. Al inicio ocurre parálisis flácida, pero cambia con rapidez a parálisis espástica.

El nivel neurológico de afección suele delimitarse mediante pruebas neurológicas para establecer el nivel de sensibilidad, fuerza motora y reflejos. El nivel más elevado de pérdida sensitiva suele corresponder al segmento de lesión medular.

Lesiones de la médula espinal por abajo de T1, incluida la cauda equina

4

Paraplejía

La paraplejía es la parálisis parcial o completa de las extremidades inferiores o de la parte inferior del cuerpo. La causa más frecuente es una lesión traumática en la médula espinal, aunque también puede ser consecuencia de varias enfermedades, como mielitis transversa, lesiones quísticas de la médula y enfermedad de Pott (causada por tuberculosis), entre otras patologías. Muy pocas veces ocurre como secuela de una cirugía por la corrección quirúrgica de problemas torácicos como la escoliosis, como resultado de la pérdida del suministro sanguíneo a la médula espinal o por la excisión de un disco torácico con hernia.

La cauda equina comprende las raíces nerviosas de la médula espinal por debajo de la primera vértebra lumbar. Cauda equina es un término descriptivo derivado del latín ya que los nervios se parecen a la cola de un caballo; rara vez causa parálisis de las extremidades inferiores.

Las siguientes descripciones suponen una lesión completa. Sin embargo, a menudo las lesiones son incompletas; los hallazgos neurológicos de cada paciente en particular deben valorarse con cuidado, ya que la afectación puede variar mucho de una persona a otra.

Niveles neurológicos T1-T12

El nivel de compromiso neurológico puede establecerse con pruebas de fuerza motora y sensibilidad. Esta última es más sencilla y más exacta.

Función muscular

Los músculos intercostales, así como los abdominales y paraespinales, tienen inervación segmentaria. El movimiento intercostal durante la respiración supone integridad neurológica; la falta de movimiento indica compromiso. Los músculos abdominales y paraespinales pueden evaluarse de la misma manera, ya que tienen inervación segmentaria proveniente de T7-T12 (L1). Para valorar la integridad de su inervación, se pide al paciente que haga un movimiento parcial de incorporarse mientras el médico palpa la pared abdominal anterior. A medida que el paciente se endereza, se observa si el ombligo se desvía hacia cualquiera de los cuatro cuadrantes abdominales. Si el ombligo se desvía en una dirección, significa que los músculos flácidos opositores están desnervados (signo de Beevor) (fig. 2-1). Hay que recordar que el ombligo está en la línea que divide T10 arriba y T11 abajo. Es evidente que esta prueba no debe realizarse durante las etapas agudas de las lesiones torácicas ni en personas con inestabilidad espinal.

Sensibilidad

La inervación sensitiva puede valorarse según el diagrama (fig. 4-1). Las referencias cutáneas particulares que marcan las áreas sensitivas son las siguientes:

1. Línea de los pezones: T4.
2. Apófisis xifoides: T7.
3. Ombligo: T10.
4. Ingle: T12.

Nivel neurológico L1 (L1 intacto)

Función muscular

Hay parálisis completa de las extremidades inferiores, excepto por cierta flexión de la cadera por la inervación parcial del iliopsoas (T12, L1-L3) (fig. 4-2).

Sensibilidad

No hay sensibilidad por debajo de la banda sensitiva de L1, que se extiende sobre el tercio proximal de la cara anterior del muslo.

Reflejos

Los reflejos rotuliano y del tendón de Aquiles están ausentes en caso de choque espinal. Conforme el choque espinal se desvanece, los reflejos se vuelven exagerados.

Función vesical e intestinal

La vejiga (S2-S4) no funciona. El paciente no puede emitir un chorro de orina. Al principio, el reflejo anal superficial (S2-S4) está ausente y el esfínter anal se encuentra dilatado. Conforme el choque espinal desaparece, el esfínter anal se contrae y el reflejo anal se vuelve hiperactivo.

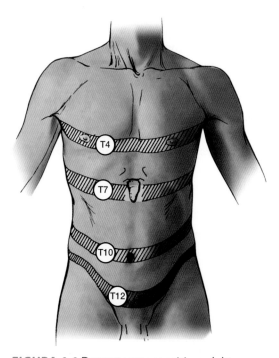

FIGURA 4-1 Dermatomas sensitivos del tronco.

Nivel neurológico L2 (L2 intacto)

Función muscular

Hay potencia adecuada en la flexión de la cadera, porque el iliopsoas está inervado casi por completo. Los músculos aductores tienen inervación parcial (L2-L4) y su fuerza está disminuida. Aunque el cuádriceps (L2-L4) tiene inervación parcial, no hay función de importancia clínica. Ningún otro músculo de la extremidad inferior tiene inervación, y la acción sin oposición del iliopsoas y los aductores tiende a producir una deformidad de flexión y aducción ligera.

Sensibilidad

No hay sensibilidad por debajo de la banda sensitiva L2, que termina en el segundo tercio del muslo.

Reflejos

El reflejo rotuliano está disminuido ya que recibe inervación de L2 a L4, pero la contribución de L2 es pequeña.

Función vesical e intestinal

No hay control voluntario.

Nivel neurológico L3 (L3 intacto)

Función muscular

Además del iliopsoas y los aductores, el cuádriceps (L2-L4) tiene una fuerza significativa, aunque con cierta debilidad. Ningún otro grupo muscular funciona. Por tanto, la cadera tiende a estar flexionada, en aducción y rotación externa, en tanto que la rodilla permanece extendida.

Sensibilidad

La sensibilidad es normal hasta el nivel de la rodilla (banda del dermatoma L3).

Reflejos

El reflejo rotuliano (L2-L4) se conserva, pero está disminuido. El reflejo del tendón de Aquiles está ausente.

Función vesical e intestinal

No hay control voluntario.

Nivel neurológico L1 intacto

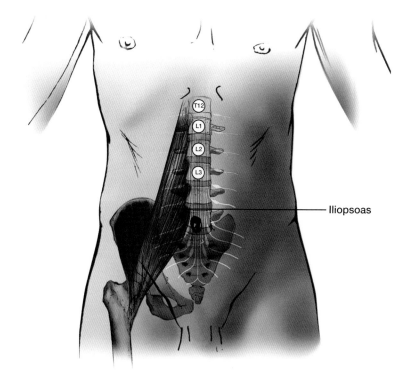

Iliopsoas

FIGURA 4-2 Inervación del iliopsoas T12-L3.

Nivel neurológico L4 (L4 intacto)

Función muscular

La función muscular de la cadera y la rodilla es la misma que en las lesiones neurológicas L3, salvo que la función del cuádriceps es ahora normal. El único músculo funcional debajo de la rodilla es el tibial anterior (L4), que causa dorsiflexión e inversión del pie.

Sensibilidad

Además de que todo el muslo tiene sensibilidad, también está presente en la cara medial de la pierna y el pie.

Reflejos

El reflejo rotuliano (sobre todo de L4) es normal; el reflejo del tendón de Aquiles (S1) está ausente.

Función vesical e intestinal

No hay control voluntario de la función de ninguno.

Nivel neurológico L5 (L5 intacto)

Función muscular

La cadera mantiene una deformidad de flexión, ya que el glúteo mayor no funciona; su inervación proviene de L5, S1 y S2. El glúteo medio (L1-S1) tiene función parcial; contrarresta la acción de los aductores. Los cuádriceps tienen función normal.

Los flexores de la rodilla funcionan en parte; los músculos del tendón de la corva medial (L5) están conservados y los del tendón de la corva lateral (S1) están ausentes.

Los músculos que producen dorsiflexión e inversión del pie se mantienen íntegros. Como los flexores plantares y los eversores carecen de función, el pie tiende a desarrollar una deformidad de dorsiflexión (calcáneo).

Sensibilidad

La sensibilidad es normal en la extremidad inferior, excepto por la parte lateral y la superficie plantar del pie.

Reflejos

El reflejo rotuliano es normal. El reflejo del tendón de Aquiles aún está ausente.

Función vesical e intestinal

No hay control voluntario de ninguna de sus funciones.

Nivel neurológico S1 (S1 intacto)

Función muscular

Los músculos de la cadera son normales, excepto por una pequeña debilidad del glúteo mayor. Los músculos de la rodilla tienen función normal. El sóleo y el gastrocnemio (S1, S2) están débiles y los dedos de los pies están en posición de garra por la debilidad de los músculos intrínsecos (S2, S3).

Sensibilidad

La sensibilidad en la extremidad inferior es normal. Hay anestesia perianal.

Reflejos

Los reflejos rotuliano y del tendón de Aquiles son normales, porque la contribución de S2 al reflejo del tendón de Aquiles es mínima.

Función vesical e intestinal

Aún no hay control voluntario de ninguna de sus funciones.

Reflejos de la neurona motora superior

Reflejos patológicos

Los reflejos patológicos pueden inducirse en las extremidades inferiores en presencia de paraplejía. El signo de Babinski y el de Oppenheim son dos reflejos patológicos que indican lesión de la neurona motora superior.

Signo de Babinski

Se induce la respuesta plantar con un instrumento agudo que se desplaza sobre la superficie plantar del pie, a lo largo del calcáneo y el borde lateral del antepié. Lo normal es obtener una reacción negativa, con flexión de los dedos sobre la planta. Una reacción positiva (signo de Babinski) ocurre cuando el primer dedo se extiende y los demás se separan (fig. 4-3). Este signo indica una lesión de la neurona motora superior: compromiso del haz corticoespinal. Para confirmar el nivel de la lesión, se relaciona este signo con otros hallazgos neurológicos. En lactantes pequeños, la presencia del signo de Babinski es normal, no patológica. Sin embargo, esta respuesta debe desaparecer entre los 12 y 18 meses de edad.

Signo de Oppenheim

Para inducir el signo de Oppenheim, se desplaza el dedo sobre la cresta tibial. Lo normal es que no haya reacción alguna o que el paciente se queje de dolor. En caso de anomalía, la reacción es la misma que con la estimulación plantar: el primer dedo se extiende y los demás se separan (signo de Oppenheim) (fig. 4-4).

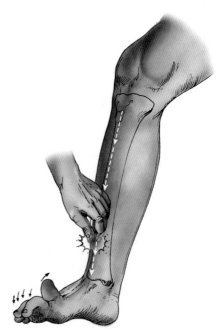

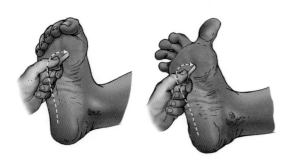

FIGURA 4-3 Signo de Babinski.

FIGURA 4-4 Signo de Oppenheim.

El signo de Oppenheim no es tan confiable como el de Babinski y debe usarse como confirmación cuando este último es positivo.

Reflejo superficial normal

Cremastérico

La falta de reflejo cremastérico puede deberse a la pérdida del arco reflejo o a una lesión de neurona motora superior. Sin embargo, la ausencia del reflejo acompañada de la presencia de algún reflejo patológico (Babinski u Oppenheim) respalda el diagnóstico de una lesión de la neurona motora superior.

Para inducir el reflejo cremastérico superficial, se frota la cara interna de la parte superior del muslo con el extremo agudo de un martillo neurológico. Si el reflejo permanece intacto, el saco escrotal de ese lado asciende por la contracción del músculo cremastérico (T12). Si hay ausencia unilateral del reflejo cremastérico, es probable que haya una lesión de neurona motora inferior entre L1 y L2 (fig. 4-5).

Aplicaciones clínicas

Valoración adicional de las lesiones de la médula espinal

Lesión completa o incompleta

La posibilidad de una mejoría medular, y cualquier recuperación funcional parcial que pueda proporcionar, depende de que la lesión sea completa o incompleta, de que la lesión medular sea una sección completa o sólo una sección parcial o una contusión. Se asume que las lesiones en las que la función no regresa en un periodo de 24 h son lesiones completas, por lo cual no habrá recuperación funcional de la médula. Se necesita un examen neurológico completo para confirmar tal diagnóstico. Sin embargo, si hay un retorno parcial de la función en el periodo inicial, es probable que la lesión sea incompleta y al final se recuperará una mayor función. Sin embargo, la función debe regresar en más de un nivel neurológico para respaldar tal diagnóstico, ya que el retorno sólo en un nivel puede indicar que la raíz nerviosa en el nivel de la lesión sufrió daño parcial o contusión. Esta recuperación de un solo nivel no es indicación de que la lesión distal

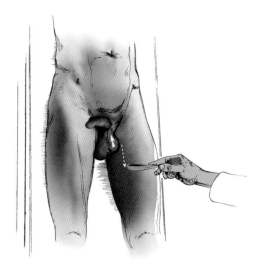

FIGURA 4-5 Reflejo cremastérico. (Hoppenfeld, S.: *Physical Examination of the Spine and Extremities*. Norwalk, CT: Appleton-Century-Crofts, 1976).

sea completa o incompleta. La recuperación de esta raíz nerviosa individual se considera una lesión radicular (no una lesión medular) de la raíz originada justo antes de la parte dañada de la médula. El retorno funcional de la fuerza muscular en tales lesiones puede ocurrir en cualquier momento; el pronóstico para la recuperación de la raíz es bueno incluso seis meses después de la lesión inicial.

Conservación sacra

El mejor indicador de la posibilidad de retorno medular es la conservación sacra, en la que los nervios sacros quedan respetados de manera parcial o total por su localización en la periferia de la médula. La evidencia de conservación sacra da la certeza de una lesión incompleta. Aumenta la probabilidad de recuperación parcial o completa de la fuerza motora, así como de la función vesical e intestinal.

La conservación sacra puede evaluarse con tres pruebas de inervación motora, sensitiva y refleja:

1. Prueba muscular de flexión del primer dedo (inervación S1).
2. Prueba sensitiva del área perianal (S2-S4).
3. Prueba refleja del músculo esfínter anal (S2-S4).

Como la vejiga y el intestino están inervados por los nervios sacros (S2-S4), la prueba de

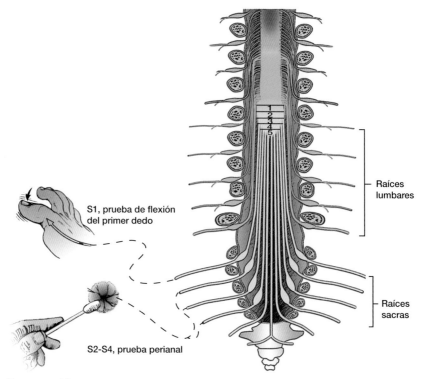

S1, prueba de flexión
del primer dedo

S2-S4, prueba perianal

Raíces
lumbares

Raíces
sacras

FIGURA 4-6 Conservación sacra.

estas tres áreas ofrece una evidencia válida del grado de conservación sacra y la posibilidad de retorno funcional (fig. 4-6).

Flacidez y espasticidad

Justo después de cualquier traumatismo que cause tetraplejía o paraplejía, la médula espinal experimenta un choque, lo que produce pérdida de reflejos inervados por la porción distal de la médula al sitio de la lesión. El resultado directo del choque espinal es que los músculos inervados por la parte traumatizada de la médula y la inferior a la lesión, así como la vejiga, se vuelven *flácidos*. El choque espinal desaparece entre 24 h y tres meses después de la lesión, y la *espasticidad* sustituye a la flacidez en algunos o todos estos músculos. La espasticidad ocurre porque el arco reflejo del músculo conserva la integridad anatómica a pesar de la pérdida de la inervación y control cerebrales a través de los tractos largos. Durante el choque espinal, el arco no funciona, pero conforme la médula se recupera del choque, el arco reflejo comienza a funcionar sin los impulsos inhibidores o reguladores del cerebro, lo que

causa espasticidad local y clonus. Por tanto, los reflejos tendinosos profundos que estaban ausentes al principio pueden volverse hiperactivos a medida que se desvanece el choque espinal. Tal espasticidad puede servir para aumentar la función; por ejemplo, para ayudar a vaciar la vejiga y el intestino.

Pronóstico de la función ambulatoria

Cuando las lesiones torácicas son completas, generan problemas similares, al margen del nivel del compromiso. Como la médula torácica no aporta inervación a ninguna extremidad, una lesión torácica completa en cualquier nivel deja al paciente parapléjico. La principal consideración diagnóstica para identificar el nivel neurológico es la inervación sensitiva del tronco y, en menor medida, la inervación de la musculatura abdominal. Para hacer un pronóstico del desempeño futuro del paciente, es importante valorar la función de los músculos abdominales y paraespinales con inervación segmentaria que ayudan al equilibrio para sentarse, ponerse de pie y caminar durante la rehabilitación.

T1-T8: En general, un paciente con paraplejía con una lesión en cualquier nivel de T1 a T8 puede ser independiente en todas las actividades con silla de ruedas, en tanto que los movimientos más complejos, como levantarse del piso y subir aceras con una silla de ruedas, son más difíciles para aquéllos con lesiones de T1 a T4.

T6: Un paciente con paraplejía T6 conserva la función muscular completa de las extremidades superiores y tórax, y puede estabilizarse contra el cinturón pectoral.

T9-T12: Un paciente con paraplejía con lesión de T9 a T12 puede caminar de manera independiente con férulas o abrazaderas largas en las piernas y muletas.

L1-L3: Un paciente con paraplejía con una lesión de L1 a L3 y estabilidad pélvica puede deambular con abrazaderas largas en las piernas y muletas de antebrazo, si lo desea.

L4-S2: Un paciente con paraplejía con una lesión de L4 a S2 puede llevar una vida independiente de la silla de ruedas con abrazaderas cortas para las piernas y muletas de antebrazo. El paciente es del todo independiente para todas las actividades.

Si bien la paraplejía puede ser resultado de una lesión situada en cualquier parte de T1 a L1, el sitio de daño más frecuente es entre T12 y L1. Las articulaciones facetarias entre T12 y L1 son de naturaleza lumbar y están dirigidas a los lados, en tanto que las situadas entre las otras vértebras del tórax son de naturaleza torácica y tienen dirección vertical (fig. 4-7). Por tanto, el ángulo entre las articulaciones facetarias de T12 y L1 está en el plano sagital, lo que permite más flexión que la alineación frontal de las articulaciones torácicas. Muchas de las otras vértebras torácicas tienen mayor restricción para el movimiento por la caja costal. Esta mayor concentración de movimiento en las articulaciones T12-L1 genera un punto de estrés y mayor probabilidad de fractura, con una mayor posibilidad de paraplejía consecuente (*véase* fig. 4-15).

Hay que observar que en este nivel hay poco espacio en el conducto medular; es casi seguro que cualquier luxación vertebral cause problemas neurológicos debido a la presión directa en la médula. La flexión y rotación extremas son la causa de la fractura-luxación de la columna torácica, y casi siempre causa paraplejía.

Pronóstico de la función vesical e intestinal

La restauración de la función útil de la vejiga y el intestino, lo que significa que el paciente no necesite catéter, es crucial para los individuos tetrapléjicos y parapléjicos. Una vejiga que debe vaciarse con regularidad mediante un catéter está sujeta a infecciones repetidas y disreflexia autonómica excesiva (causada por la distensión vesical, entre otros estímulos periféricos), lo que causa hipertensión paroxística, bradicardia y transpiración no termorreguladora. La evaluación de la magnitud de la conservación sacra puede dar indicios sobre el posible retorno de la función. Por lo general, cuando la inervación vesical y sus mecanismos centrales permanecen intactos, la función de la micción se normaliza con rapidez. Si sólo hay

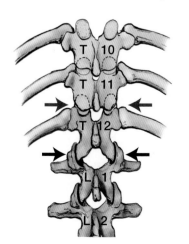
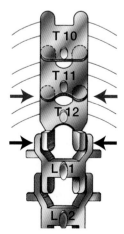

Articulación facetaria
T11-T12

Articulación facetaria
T12-L1

FIGURA 4-7 Diferencias en la anatomía articular facetaria de la columna torácica y la lumbar.

un trastorno parcial de la función, la alteración neurógena residual puede restaurarse hasta conseguir la recuperación de la función con bastante rapidez mediante el reentrenamiento.

Lesiones incompletas: Una lesión incompleta puede afectar la vejiga y el intestino en varias formas. Si hay flexión voluntaria del primer dedo del pie, la sensibilidad perianal se conserva intacta y hay contracción voluntaria del músculo del esfínter anal, es probable que se encuentre íntegra toda la inervación sacra de la vejiga y el intestino, y que se recupere la función vesical e intestinal, casi siempre en unos cuantos días (fig. 4-6).

Si la sensibilidad perianal es normal y no hay contracción voluntaria del esfínter anal, es probable que los segmentos sacros hayan sufrido daño parcial (conservación sacra parcial); puede haber sólo una recuperación parcial de la función vesical e intestinal.

Lesión completa: Una lesión completa sin conservación sacra tiene repercusiones importantes en las funciones de la vejiga y el intestino. Primero, la flexión voluntaria del primer dedo del pie, la sensibilidad perianal y el control voluntario del esfínter están ausentes, lo que indica pérdida permanente del control central de la función vesical e intestinal. Segundo, el reflejo del esfínter perianal (contracción anal) y el reflejo bulbocavernoso (en el que la expresión del glande induce una contracción del esfínter anal) (fig. 4-8) pueden estar presentes, e indican que la inervación refleja de la vejiga y el intestino se encuentra intacta. Puede esperarse que la vejiga se contraiga en forma refleja y el intestino se vacíe por un reflejo inducido con un enema rectal o con un supositorio de glicerina.

Es raro que todos los reflejos permanezcan ausentes después del periodo inicial de choque espinal, lo que causaría atonía vesical, estreñimiento e íleo. Durante el periodo atónico, la vejiga no puede contraerse por acción refleja y debe cateterizarse o vaciarse por presión manual de la parte baja del abdomen. Para vaciar el intestino se necesitan enemas, además de evacuación o ayuda manual, si las heces son espesas. A medida que pasa la fase atónica, la vejiga empieza a contraerse de manera refleja y puede entrenarse al paciente para que la vacíe aprovechando esta acción refleja (condicionamiento vesical).

Hernias discales torácicas

La columna torácica tiene la ventaja de la inserción con las costillas y la placa esternal, que inmovilizan las vértebras y les dan mayor estabilidad. Al haber menos movimiento existe una menor probabilidad de hernia discal o fractura, con los problemas neurológicos consecuentes. Por tanto, los discos torácicos herniados son raros, en comparación con los discos cervicales y lumbares herniados.

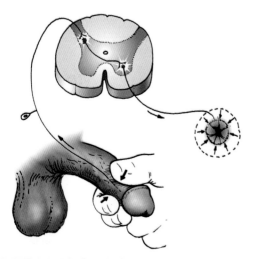

FIGURA 4-8 Reflejo bulbocavernoso.

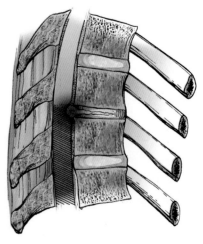

FIGURA 4-9 Disco torácico herniado.

Las hernias discales torácicas casi siempre producen compromiso medular, en tanto que los discos lumbares y cervicales suelen ocasionar más compromiso de las *raíces nerviosas*. Como hay poco espacio extradural en el conducto vertebral torácico, una protrusión comparativamente menor de un disco puede tener efectos neurológicos importantes (fig. 4-9). Es más difícil establecer un diagnóstico clínico de hernia discal que de hernia cervical o lumbar. Aunque la evaluación de la fuerza muscular, reflejos, sensibilidad y función vesical e intestinal ayuda a identificar el nivel de compromiso, la imagen por resonancia magnética (MRI, *magnetic resonance imaging*) es el recurso esencial para establecer el diagnóstico. Hay que observar que una hernia discal torácica puede ocasionar una paraplejía.

La fuerza motora está afectada, pero no con un patrón neurológico o en miotomas. Los grupos musculares proximales y distales tienen debilidad semejante, y la debilidad de las piernas puede ser unilateral o bilateral. La debilidad de los músculos abdominales inferiores puede ser evidente, una situación que puede evaluarse con el signo de Beevor (pág. 37). La debilidad muscular puede ir desde una paresia leve hasta una paraplejía completa. El tono muscular está aumentado en la mayoría de los pacientes, como se esperaría en una lesión de neurona motora superior.

Sensibilidad

La exploración permite determinar el nivel de compromiso sensitivo. Por lo general, es uno o dos niveles inferior al nivel óseo mostrado en la MRI.

Reflejos

Reflejos tendinosos profundos: los reflejos rotuliano y del tendón de Aquiles están aumentados, son bruscos o exagerados.

Reflejos superficiales: los reflejos abdominal y cremastérico están ausentes.

Reflejos patológicos: por lo general, los signos de Babinski y Oppenheim están presentes (figs. 4-3 y 4-4).

Función vesical e intestinal

Casi ningún paciente tiene síntomas vesicales o intestinales. En ocasiones, la persona experimenta retención urinaria.

Con esta descripción debe quedar claro que los signos varían con la magnitud de la hernia. Las variaciones mismas pueden ser indicios para el diagnóstico.

Valoración de la estabilidad espinal para evitar compromiso adicional del nivel neurológico

Después de un traumatismo espinal, es crucial establecer si la columna se encuentra estable o inestable para proteger la médula espinal. Si hay inestabilidad espinal, debe estabilizarse de inmediato para prevenir un mayor daño a la médula, ya que puede presentarse una tetraplejía o paraplejía. Lo principal es proteger la médula espinal.

Diagnóstico

El diagnóstico de la inestabilidad espinal se basa en el relato del mecanismo de lesión, la exploración física y el examen radiológico. En esencia, la estabilidad depende de la integridad del complejo ligamentoso posterior, el cual consiste en lo siguiente:

1. Ligamento supraespinoso.
2. Ligamento interespinoso.
3. Cápsula articular facetaria.
4. Ligamento amarillo (fig. 4-10).

La rotura de este complejo ligamentoso puede diagnosticarse con criterios específicos, como se muestra en la tabla 4-1.

Las *radiografías* muestran inestabilidad, si hay separación de las apófisis espinosas, luxación de las apófisis articulares y fractura.

La *exploración física* permite determinar si hay un defecto espinal palpable (fig. 4-11).

La *anamnesis* permite establecer si la lesión se produjo por flexión-rotación o por flexión excesiva. La tracción longitudinal directa muy pocas veces rompe las fibras del complejo ligamentoso posterior. Sin embargo, la tracción longitudinal directa combinada con rotación a menudo rompe fibras y causa inestabilidad espi-

TABLA 4-1 CRITERIOS PARA DETERMINAR LA ESTABILIDAD ESPINAL

RELATO DEL MECANISMO DE LESIÓN	EXPLORACIÓN FÍSICA Y NEUROLÓGICA	CRITERIOS ESPECÍFICOS EN EL EXAMEN RADIOGRÁFICO
Flexión-rotación Flexión excesiva	Defecto espinal palpable Alteración motora, refleja o sensitiva Abrasiones en la espalda	Separación de apófisis espinosas Luxación y/o fractura de apófisis articulares
Interrupción del complejo ligamentoso posterior	Interrupción del complejo ligamentoso posterior	Interrupción del complejo ligamentoso posterior

nal. La curación de los ligamentos simplemente no es lo bastante fuerte para asegurar la estabilidad espinal: casi siempre es necesaria la fijacion quirúrgica, la fusión espinal o ambas. Si la fractura-luxación no daña el complejo ligamentoso posterior, la consolidación ósea suele ser lo bastante fuerte para asegurar la estabilidad.

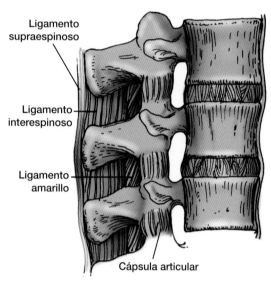

FIGURA 4-10 El complejo ligamentoso posterior.

Ligamento supraespinoso

Ligamento interespinoso

Ligamento amarillo

Cápsula articular

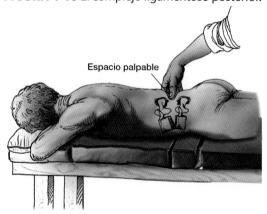

Espacio palpable

FIGURA 4-11 Defecto espinal palpable indicativo de una lesión espinal inestable.

Lesión por flexión

Si durante la lesión por flexión, el ligamento posterior y el complejo ligamentoso permanecen intactos, la fuerza de flexión se aplica en el cuerpo vertebral y se produce una fractura por compresión o en cuña. Las placas terminales vertebrales se conservan intactas y las apófisis espinosas sufren sólo separación mínima. Una fractura por compresión cuneiforme se observa más a menudo en la columna cervical y lumbar, y se considera una fractura estable; los fragmentos óseos quedan impactados con firmeza y el complejo ligamentoso posterior, que incluye los ligamentos longitudinales anterior y posterior, permanecen intactos (fig. 4-12).

La flexión excesiva causa desgarro del complejo ligamentoso posterior y subluxación de las articulaciones facetarias posteriores, lo que causa una luxación pura. Las apófisis espinosas se separan y los cuerpos vertebrales permanecen sin aplastarse, porque no hay un punto de apoyo alrededor del cual puedan ser comprimidas. Esta lesión es más común en la

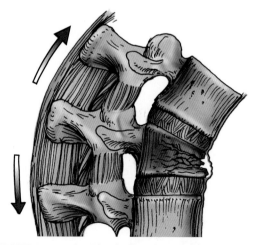

FIGURA 4-12 Lesión de flexión estable.

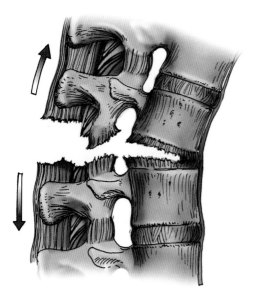

FIGURA 4-13 Lesión de flexión inestable.

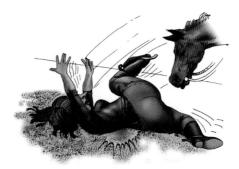

FIGURA 4-14 Lesión por flexión-rotación que produce una fractura-luxación de la columna.

inestables y deben protegerse, ya que una lesión parcial, incluso si la médula permanece intacta, puede convertirse en una lesión completa (figs. 4-12 y 4-16, tabla 4-3).

Lesiones por hiperextensión

En las lesiones por hiperextensión (en la columna cervical), el ligamento longitudinal anterior y el anillo fibroso discal se rompen y se produce una extensión-luxación. La lesión se vuelve estable si el cuello se mantiene en flexión. Con frecuencia, las radiografías tomadas con el cuello en flexión resultan negativas.

Lesiones por compresión (axial)

En las lesiones por compresión, el complejo ligamentoso posterior y los ligamentos longitudinales anterior y posterior permanecen intactos, y las apófisis espinosas no se separan. La columna permanece estable. Sin embargo, un fragmento que estalla en dirección posterior, puede comprimir la médula y causar tetraplejía en la columna cervical, y paraplejía en la columna lumbar.

columna cervical que en la lumbar; no ocurre en la torácica por la estabilidad que mantienen las costillas y la placa esternal. Las luxaciones puras como estas son inestables (fig. 4-13, tabla 4-2).

Lesión por flexión-rotación

La lesión por flexión-rotación produce fracturas-luxaciones en la columna (fig. 4-14). El complejo ligamentoso posterior se rompe, la columna que gira se luxa en las articulaciones facetarias y las apófisis articulares se fracturan. También puede haber una fractura por corte en la vértebra inferior a la luxación facetaria. Además, las apófisis espinosas se separan y desplazan en dirección lateral (fig. 4-15). Este tipo de lesión siempre causa paraplejía. Las lesiones en la región toracolumbar son muy

TABLA 4-2 CRITERIOS PARA DETERMINAR LA ESTABILIDAD DE LA COLUMNA CERVICAL

RELATO DEL MECANISMO DE LESIÓN	ESTABILIDAD	INTEGRIDAD DEL COMPLEJO LIGAMENTOSO LONGITUDINAL POSTERIOR	EXPLORACIÓN FÍSICA		HALLAZGOS RADIOGRÁFICOS
			HALLAZGOS NEUROLÓGICOS (HN)	DEFECTO ESPINAL PALPABLE	
Flexión	Estable	Intacto	HN ocasionales	PSD	Aplastamiento o luxación del cuerpo vertebral
Flexión excesiva	Inestable	No intacto	HN ocasionales		
Extensión	Estable	Intacto	HN ocasionales	Ninguno	Ninguno
Flexión-rotación	Unilateral: estable Bilateral: inestable	No intacto	HN	PSD	Luxación facetaria

PSD, Defecto espinal palpable.

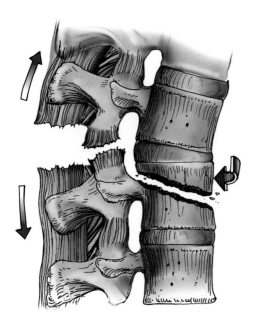

FIGURA 4-15 Anatomía de una lesión inestable por flexión-rotación.

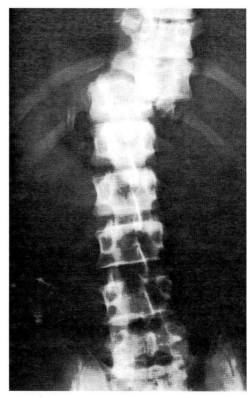

FIGURA 4-16 Fractura-luxación toracolumbar.

TABLA 4-3 CRITERIOS DE ESTABILIDAD DE LA COLUMNA TORACOLUMBAR Y LUMBAR

RELATO DEL MECANISMO DE LESIÓN	ESTABILIDAD	INTEGRIDAD DEL COMPLEJO LIGAMENTOSO LONGITUDINAL POSTERIOR	EXPLORACIÓN FÍSICA HALLAZGOS NEUROLÓGICOS (HN)	DEFECTO ESPINAL PALPABLE (DEP)	HALLAZGOS RADIOGRÁFICOS
Flexión	Estable	Intacto	Ninguno	Ninguno	Vértebras cuneiformes, separación mínima de apófisis espinales
Flexión excesiva	Inestable	No intacto	HN	DEP	Luxación pura del cuerpo vertebral, separación de las apófisis espinosas
Flexión-rotación*	Inestable La más inestable de todas las lesiones vertebrales	No intacto	HN	DEP	Separación de apófisis espinosas; luxación y fractura de apófisis articulares; corre en cuña de la vértebra inferior
Compresión	Estable	Intacto	HN raros	Ninguno	Vértebras estalladas; apófisis espinosas no separadas; cuerpo vertebral destruido; puede haber fragmentos desplazados
Extensión	Estable	Intacto, lesión rara (más frecuente en la columna cervical)	HN	Ninguno	Ninguno

*Fractura relacionada más a menudo con paraplejía.

Mielomeningocele

5

Determinación del nivel

La determinación del nivel de compromiso neurológico en el mielomeningocele es crucial. Permite evaluar los siguientes cinco criterios funcionales principales:

1. Identificación del grado de disparidad muscular en torno a cada una de las articulaciones mayores de la extremidad inferior.
2. Valoración del grado y naturaleza de cualquier deformidad.
3. Valoración de la función remanente y la necesidad de abrazaderas o cirugía.
4. Valoración de la función vesical e intestinal.
5. Análisis basal para el seguimiento de largo plazo.

Si bien el defecto a menudo causa pérdida total de la inervación distal a él, no siempre es así. En muchos casos, hay inervación parcial de varios niveles debajo del nivel de compromiso principal o desnervación parcial de varios niveles arriba de éste. Por tanto, es necesario confirmar no sólo el nivel que parece el principal afectado, sino también el grado de alteración de otros niveles. El nivel de compromiso puede determinarse con pruebas musculares, evaluación sensitiva, pruebas de reflejos, examen del ano y valoración de la función vesical.

Es más fácil valorar a un recién nacido que a un niño. En el lactante, puede pellizcarse la piel para producir un estímulo doloroso y el músculo que se valora puede palparse para percibir su contracción: el músculo reaccionará (indicación positiva de función muscular) o permanecerá inactivo (indicación de falta de función muscular). Aunque es difícil calificar con exactitud la fuerza muscular en un lactante, en la palpación y la observación será evidente si el músculo funciona con un grado mínimo de 3: movimiento posible contra gravedad, pero no contra resistencia del examinador. La función muscular del lactante también puede valorarse con los estudios electrodiagnósticos apropiados, como electromiografía y pruebas de estimulación muscular. Los niños son más difíciles de valorar porque pueden rehusarse a responder, lo que obliga a repetir muchas veces la prueba para obtener un resultado exacto. Además, es indispensable obtener la calificación de la fuerza muscular lo antes posible, sobre todo cuando el niño tiene edad suficiente para cooperar, ya que puede perder fuerza muscular o el nivel medular afectado puede ascender y reducir la capacidad funcional. Como resultado de cambio en el compromiso, a veces es necesaria una valoración más exhaustiva e intervención quirúrgica.

Las deformidades derivadas del mielomeningocele casi siempre se deben a la disparidad muscular. Si los músculos circundantes de la articulación no funcionan, o si todos los músculos tienen el mismo buen funcionamiento, rara vez se producen deformidades. Por lo general, cuando un músculo funciona sin oposición o contra un antagonista debilitado, se produce una deformidad. Un desequilibrio muscular leve que permanece por mucho tiempo puede ocasionar una deformidad. El desarrollo de un desequilibrio muscular después del nacimiento como resultado del compromiso de otros niveles neurológicos también puede causar deformidades. Asimismo, pueden aparecer a consecuencia de problemas posturales si las abrazaderas o férulas se colocan de manera incorrecta, si las extremidades permanecen todo el tiempo en una posición hasta que se fijan o si se permite que el paciente permanezca acostado en una sola posición en la cuna (en la mayoría de los casos, con las caderas flexionadas, en abducción y rotación externa; con las rodillas flexionadas; y los pies con unos cuantos grados en equino).

Una vez que se desarrolla una deformidad fija, tiende a permanecer, incluso si el desbalance muscular desaparece. Por ejemplo, si se afectan las raíces nerviosas que están por arriba de la lesión original, una deformidad existente casi nunca se corrige por sí sola, aun cuando el músculo que antes no tenía oposición cese de funcionar.

Se debe valorar el nivel neurológico o medular de compromiso con pruebas motoras de cada articulación de la extremidad inferior. Después se revisa la información de acuerdo con los conceptos más amplios de los niveles neurológicos para establecer el diagnóstico (tabla 5-1).

La siguiente exploración en el mielomeningocele permite valorar cada nivel de compromiso posible, desde L1-L2 hasta S2-S3, sus deficiencias funcionales y la posibilidad de que produzca una deformidad (fig. 5-1).

Nivel neurológico L1-L2 (L1 está intacto, L2 no)

Función motora

Cadera

Flexión: ausente
Extensión: ausente
Aducción: ausente
Abducción: ausente

No hay función; puede haber cierta flexión de la cadera por la inervación parcial del iliopsoas (T12, L1-L3).

Rodilla

Extensión: ausente
Flexión: ausente
Sin función, sin deformidad

Pie

Dorsiflexión: ausente
Flexión plantar: ausente

TABLA 5-1 PRUEBA MOTORA POR NIVEL NEUROLÓGICO

ARTICULACIÓN	ACCIÓN	NIVEL
Cadera	Flexión	T12, L1-L3
	Extensión	S1
	Aducción	L2-L4
	Abducción	L5
Rodilla	Extensión	L2-L4
	Flexión	L5, S1
Tobillo	Dorsiflexión (extensión del tobillo)	L4, L5
	Flexión plantar (flexión del tobillo)	S1, S2
	Inversión	L4
	Eversión	S1

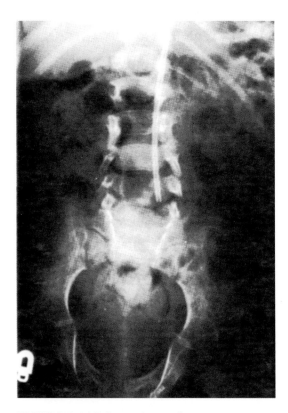

FIGURA 5-1 Mielomeningocele.

Inversión: ausente
Eversión: ausente

Sin función; si hay alguna deformidad, puede ser resultado de la posición intrauterina, de la pérdida de función cuando alguna vez hubo un desbalance muscular o de una po-

Sensibilidad

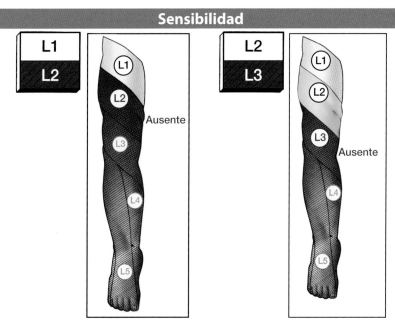

FIGURA 5-2 Dermatoma sensitivo lumbar.

sición en la cuna que produjo contracturas en flexión de cadera y rodilla y deformidad en equinovaro del pie. Lo normal es que el pie tenga unos cuantos grados de equino en reposo, una posición que puede volverse fija.

Prueba de sensibilidad

No hay sensibilidad debajo de la banda L1, que termina cerca del primer tercio del muslo (fig. 5-2).

Prueba de reflejos

No hay ninguno de los reflejos tendinosos profundos de la extremidad inferior. En ocasiones, puede haber actividad refleja por la función de una parte de la médula debajo del nivel neurológico afectado (arco reflejo intacto).

Función vesical e intestinal

La vejiga (S2-S4) no funciona, el paciente tiene incontinencia, el ano está abierto y no hay reflejo anal (S3, S4). Hay que señalar que no es infrecuente la conservación sacra en cualquier nivel. También son frecuentes las lesiones que producen un patrón de compromiso en los músculos de la pierna con inervación sacra, pero con inervación adecuada de los esfínteres.

Nivel neurológico L2-L3 (L2 está intacto, L3 no)

Función motora

Cadera

Flexión: parcial
Extensión: ausente
Aducción: parcial
Abducción: ausente

La flexión es considerable, porque el iliopsoas conserva casi toda su inervación. Además, hay deformidad en flexión de la cadera, porque el iliopsoas no tiene la oposición del principal extensor de la cadera, el glúteo mayor (S1, S2). Hay un pequeño grado de aducción de la cadera, con una deformidad leve en aducción, porque el grupo aductor (L2-L4) tiene inervación parcial y no tiene la oposición del principal abductor de la cadera, el glúteo medio (L5, S1).

Rodilla

Extensión: parcial
Flexión: ausente

La rodilla no se deforma a pesar de la poca función del extensor de la rodilla, el cuádriceps (L2-L4). No hay función de importancia clínica.

Pie: No hay función, no hay deformidad muscular, salvo la mencionada antes.

Prueba de sensibilidad

No hay sensibilidad debajo de la banda de L2, que termina en los primeros dos tercios del muslo.

Prueba de reflejos

No existe ninguno de los reflejos de la extremidad inferior.

Función vesical e intestinal

No hay función de la vejiga ni del intestino. El paciente no puede emitir un chorro de orina; sólo es posible el goteo de orina. Puede ha-

ber un chorro si el paciente llora, debido a la contracción del músculo recto del abdomen y el aumento consecuente de la presión intraabdominal.

Nivel neurológico L3-L4 (L3 está intacto, L4 no)

Función motora (fig. 5-3)

Cadera

Flexión:	presente
Extensión:	ausente
Aducción:	presente
Abducción:	presente

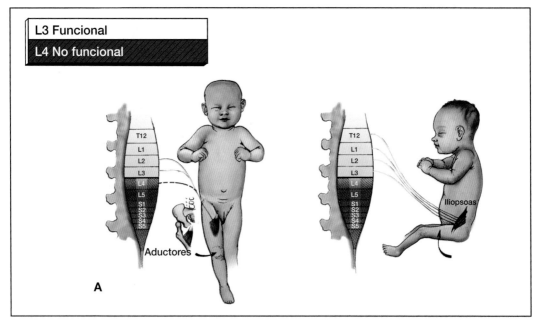

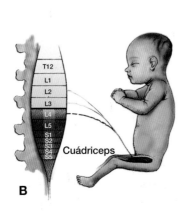

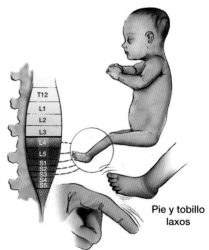

FIGURA 5-3A, B Nivel neurológico L3-L4: función motora.

La cadera tiene deformidades en flexión, aducción y rotación lateral.

Rodilla

Extensión: presente
Flexión: ausente
La rodilla está fija en extensión por el cuádriceps sin oposición.

Pie

Dorsiflexión: ausente
Flexión plantar: ausente
Inversión: ausente
Eversión: ausente
Aún no hay músculos activos en el pie.

Prueba de sensibilidad

La sensibilidad es normal hasta la rodilla. Debajo de la rodilla no hay sensibilidad (fig. 5-4).

Prueba de reflejos

Puede haber un reflejo rotuliano leve, pero con disminución evidente (L2-L4), ya que el reflejo depende sobre todo de L4.

Función vesical e intestinal

No hay función.

Nivel neurológico L4-L5 (L4 está intacto, L5 no)

Función motora (fig. 5-5)

Cadera

Flexión: presente
Extensión: ausente
Aducción: presente
Abducción: ausente
La cadera tiene deformidades en flexión y aducción, ya que los músculos iliopsoas (T12-L3) y los aductores (L2-L4) aún no tienen oposición.

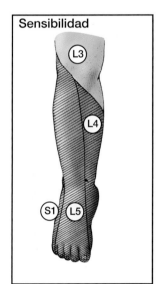

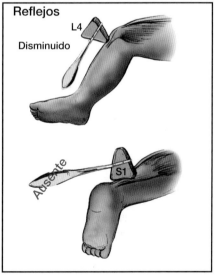

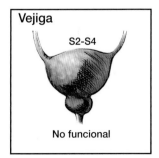

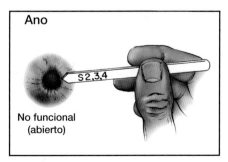

FIGURA 5-4 Nivel neurológico L3-L4: sensibilidad, reflejos y función vesical e intestinal.

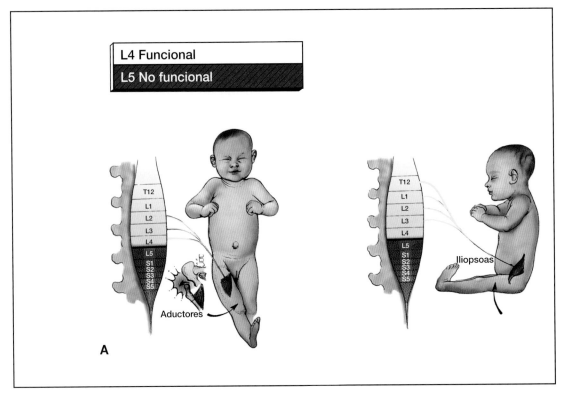

L4 Funcional

L5 No funcional

Aductores

A

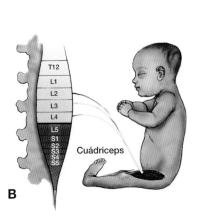

Cuádriceps

B

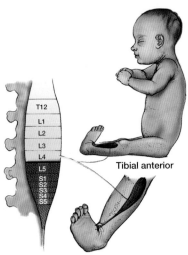

Tibial anterior

FIGURA 5-5A, B Nivel neurológico L4-L5: función motora.

Con el tiempo, esta aducción sin oposición puede causar luxación de la cadera y, al final, una deformidad fija en flexión y aducción. Para la ambulación, será necesaria una abrazadera para la pierna completa, con uso de una banda pélvica, ya que la cadera es inestable sin extensión y abducción. La cirugía también es una solución posible.

Rodilla

Extensión: presente

Flexión: ausente

La rodilla tiene deformidad en extensión debido a la acción sin oposición del cuádriceps. Los principales flexores de la rodilla, los músculos del tendón de la corva mediales y laterales (L5 y S1), están desnervados. Una rodilla extendida tiene estabilidad relativa y no será necesaria una abrazadera en el futuro. Sin embargo, como debe utilizarse una abrazadera para la cadera (a menos que se realice cirugía), también se coloca una en la rodilla.

Pie

Dorsiflexión: parcial
Flexión plantar: ausente
Inversión: parcial
Eversión: ausente

El único músculo funcional del pie es el tibial anterior (L4), porque todos los demás están inervados por L5, S1-S3. La inserción del tibial anterior en la parte medial del pie en la primera unión metatarsiano-cuneiforme hace que el pie se encuentre en dorsiflexión y esté invertido. En esta posición, el pie está en desequilibrio e inestable, y es necesaria la liberación quirúrgica del tibial anterior. El pie no está plantígrado y carece de sensibilidad, por lo que puede haber lesiones de la piel. Es necesaria una abrazadera, pero la colocación de un zapato y la introducción del pie en una abrazadera pueden ser difíciles, si no se consigue cierta corrección.

Prueba de sensibilidad

La sensibilidad se extiende hasta la parte medial de la tibia y el pie. La cara lateral de la tibia (L5) y las partes media y lateral del dorso del pie son insensibles (fig. 5-6). Un pinchazo es la forma más efectiva de valorar la sensibilidad en los lactantes; si hay sensibilidad, el niño llora o mueve la extremidad. Una respuesta triple al pinchazo (flexión de la cadera y la rodilla, dorsiflexión del pie) no debe confundirse con función motora en estas articulaciones. Esta respuesta triple general refleja puede ocurrir incluso cuando el paciente tiene una parálisis completa.

Prueba de reflejos

El reflejo rotuliano (sobre todo de L4) está presente, pero no el reflejo del tendón de Aquiles (S1). Si hay hiperactividad del reflejo

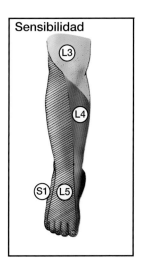

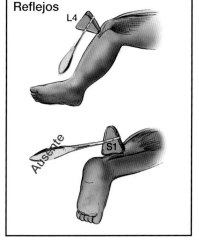

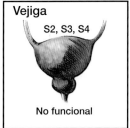

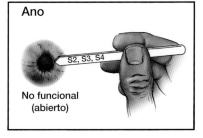

FIGURA 5-6 Nivel neurológico L4-L5: sensibilidad, reflejos y función vesical e intestinal.

del tendón de Aquiles, una parte de la médula debajo de la lesión original se desarrolló con raíces nerviosas intactas, sin conexión con el resto de la médula. Por tanto, el reflejo del tobillo de S1 está intacto y sólo falta el factor inhibidor y controlador del cerebro.

Función vesical e intestinal

No hay función vesical ni intestinal.

Nivel neurológico L5-S1 (L5 está intacto, S1 no)

Función motora (fig. 5-7)

Cadera

Flexión:	presente
Extensión:	ausente
Aducción:	presente
Abducción:	presente

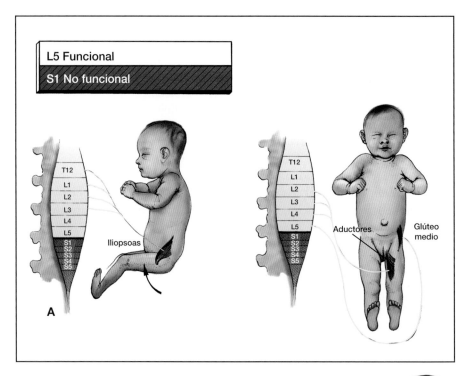

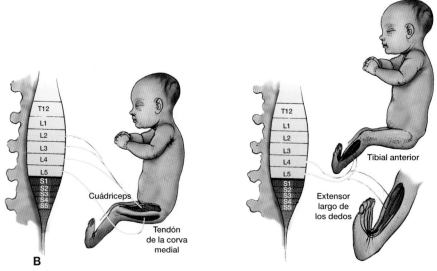

FIGURA 5-7A, B Nivel neurológico L5-S1: función motora.

Hay deformidad en flexión de la cadera, porque el glúteo mayor no funciona. Ahora hay un balance entre la aducción y la abducción, aunque puede persistir una deformidad mínima en aducción porque el glúteo medio, inervado en parte por S1, tiene cierta debilidad. Debido a ese desequilibrio parcial, casi nunca hay luxación de la cadera. Sin embargo, si el glúteo medio está demasiado débil, la cadera puede subluxarse después. Para la ambulación serán necesarias las abrazaderas o la cirugía con el fin de prevenir la deformidad grave en flexión fija.

Rodilla

Extensión: presente

Flexión: parcial

El balance de la rodilla es relativamente adecuado y no hay deformidades. Los extensores funcionan; los flexores funcionan en parte; los músculos del tendón de la corva mediales (L5) y los laterales (S1), no. Debido a esto, puede haber una debilidad leve en flexión. No son necesarias las abrazaderas.

Pie

Dorsiflexión: presente

Flexión plantar: ausente

Inversión: presente

Eversión: ausente

Todos los dorsiflexores funcionan. Por tanto, el pie sólo tendrá deformidad en dorsiflexión (pie calcáneo).

Pruebas de sensibilidad

No hay sensibilidad en la cara lateral ni la superficie plantar del pie (fig. 5-8). En las demás regiones es normal.

Pruebas de reflejos

El reflejo del tendón de Aquiles aún está ausente.

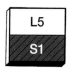

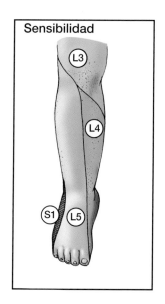

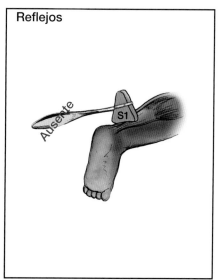

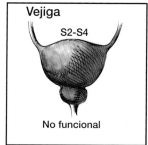

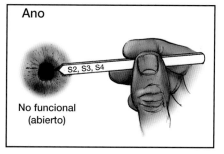

FIGURA 5-8 Nivel neurológico L5-S1: sensibilidad, reflejos y función vesical e intestinal.

Función vesical e intestinal
La vejiga y el intestino no son funcionales.

Nivel neurológico S1-S2 (S1 está intacto, S2 no)
Función motora (fig. 5-9)
Cadera

Flexión: presente
Extensión: parcial
Aducción: presente
Abducción: presente

La cadera es casi normal; puede haber una debilidad leve del glúteo mayor, inervado por L5, S1 y S2.

Rodilla

Extensión: presente
Flexión: presente
La rodilla es normal y está bien balanceada.

Pie

Dorsiflexión: presente
Flexión plantar: parcial

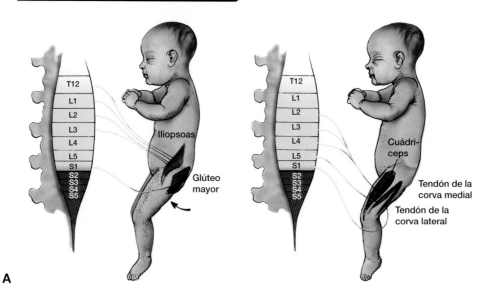

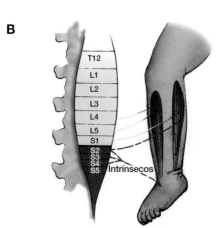

FIGURA 5-9A, B Nivel neurológico S1-S2: función motora.

Inversión: presente

Eversión: presente

Los dedos del pie pueden adoptar una posición en garra, porque los músculos intrínsecos aún no funcionan. Además, la flexión plantar todavía es débil. En la marcha futura, los dedos del pie no se despegarán del piso, o lo harán con debilidad, y el antepié puede estar angulado sobre el retropié por disparidad muscular (calcáneo valgo del antepié). El pie puede tener un astrágalo vertical o luxado (pie valgo convexo).

Prueba de sensibilidad

La sensibilidad es normal, excepto por la franja posterior del muslo y la pierna, y la planta del pie (S4) (fig. 5-10).

Prueba de reflejos

Aunque el reflejo del tendón de Aquiles está presente, puede estar un poco debilitado. Este reflejo se produce sobre todo por S1 con algunos elementos de S2.

Función vesical e intestinal

La función vesical e intestinal aún está ausente.

Nivel neurológico S2-S3 (S2 está intacto, S3 no)

Función motora

Cadera: normal.

Rodilla: normal.

Pie: Los dedos pueden adoptar una posición en garra con el tiempo; también puede haber deformidad en cavovaro.

Prueba de sensibilidad

La sensibilidad es normal.

Prueba de reflejos

Los reflejos son normales.

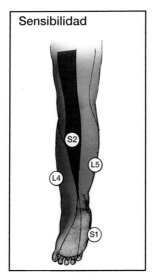

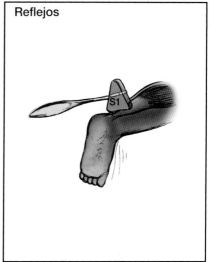

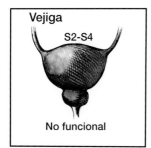

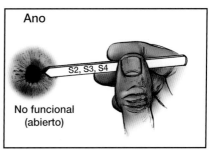

FIGURA 5-10 Nivel neurológico S1-S2: sensibilidad, reflejos y función vesical e intestinal.

Función vesical e intestinal

A menudo hay alguna actividad vesical; hay cierto reflejo anal.

Metas del desarrollo

Sentarse, ponerse de pie y caminar son tres indicadores del desarrollo que ayudan a determinar la capacidad funcional motora general futura del niño. La mayoría de los pacientes con mielomeningocele experimentan un determinado retraso en el logro de estas metas; la magnitud del retraso y el grado de dificultad que enfrentan aportan información valiosa sobre la evolución de la rehabilitación futura.

Posición sedente

En condiciones normales, un niño aprende a equilibrarse en posición sedente a los 6 meses de edad y puede sentarse por sí solo a los 7 u 8 meses. Un niño con una lesión por arriba de L3 se sienta después de esa edad, más o menos a los 10 meses de edad, por la debilidad muscular alrededor de las caderas. Un niño con una lesión torácica alta puede tener inestabilidad espinal, lo que lo obliga a equilibrarse con ayuda de las manos, en posición de trípode. Una fusión espinal estabiliza la columna, lo que libera las manos para las actividades de la vida diaria.

Bipedestación

Lo normal es que un niño se ponga de pie a los nueve o 10 meses de edad. Un niño con mielomeningocele torácico es incapaz de hacerlo, cualquiera que sea el nivel de la lesión. Hay que ponerle abrazaderas para darle estabilidad; sin embargo, aun así puede experimentar cierta dificultad porque las abrazaderas son pesadas e incómodas.

Marcha

En condiciones normales, la ambulación comienza entre los 12 y 15 meses (intervalo, 8 a 18 meses). Aunque casi todos los niños con mielomeningocele tienen problemas para caminar, aquellos con inteligencia normal y compromiso en la región lumbosacra, es posible que caminen con la asistencia de dispositivos.

Por lo general, los niños usan abrazaderas más de lo que las usarán cuando sean adultos, hasta que llegan a la mitad de la adolescencia (12 a 15 años). Después de esa edad, la mayoría de los pacientes con lesiones por arriba de S1 se vuelven deambuladores limitados por la energía excesiva que deben invertir debido al peso que sus brazos tienen que cargar; para caminar con abrazaderas y muletas se necesita tanta energía como para correr a máxima velocidad.

Lesiones unilaterales

No son raras las espinas bífidas con niveles muy discrepantes de función. Hay una gran probabilidad de que un espolón óseo o cartilaginoso cause fijación medular a medida que la columna crece (diastomatomielia) (fig. 5-11); cualquier signo de esta pérdida unilateral de función es indicación para realizar un mielograma. La escoliosis, la curvatura lateral de la columna, es un problema concomitante significativo para las personas de este grupo.

Hidrocefalia

Entre 50% y 70% de los niños con mielomeningocele padece hidrocefalia, un aumento anormal del tamaño de los ventrículos, lo que causa crecimiento de la cabeza y prominencia

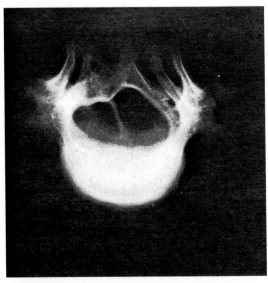

FIGURA 5-11 Diastomatomielia (Hoppenfeld, S.: *J Bone Joint Surg.*, 493:276, 1967).

anormal de la frente. Por lo general, la hidrocefalia es secundaria a una malformación de Arnold-Chiari (desplazamiento caudal del tronco del encéfalo). Si no se atiende, puede causar espasticidad, lo que reduce más la función ya comprometida de los músculos con inervación marginal o normal. Si la hidrocefalia se trata temprano, el tamaño ventricular, y por tanto, el perímetro cefálico, pueden mantenerse dentro de límites normales. El método terapéutico habitual consiste en una derivación y revisiones apropiadas, en caso necesario. La derivación es un tubo que drena el exceso de líquido cefalorraquídeo de los ventrículos cerebrales a la cavidad peritoneal o al corazón.

Exploración de la extremidad superior

Si bien una gran mayoría de lesiones por mielomeningocele ocurre en la región lumbosacra, puede haber lesiones más altas que afectan la función de la extremidad superior y que pueden acompañar a estas lesiones inferiores, lo que amerita una valoración neurológica completa de la extremidad superior. También puede existir hidromielia (crecimiento del conducto central de la médula espinal) y siringomielia (líquido que llena cavidades anormales en la sustancia de la médula espinal) de la médula cervical junto con el mielomeningocele de las regiones lumbar y sacra. Estas dos patologías son progresivas y requieren pruebas motora y sensitiva cuidadosas de la extremidad superior, con programación de las consultas de seguimiento. Para los pacientes con mielomeningocele, las extremidades superiores revisten una importancia particular porque les sirven para caminar con muletas.

Sugerencias para la exploración del paciente con mielomeningocele

1. No debe confundirse la respuesta de retiro con el control voluntario de la fuerza motora. Aunque el estímulo de un pinchazo pueda causar una respuesta de retiro en tres articulaciones: flexión de cadera, flexión de rodilla y dorsiflexión del tobillo (respuesta triple), el lactante puede no sentir el estímulo nocivo. Es necesario observar al niño para detectar signos de llanto o cambios en la expresión facial para determinar si hay un *reconocimiento central* del dolor.

2. Para valorar los músculos del tendón de la corva, se coloca al paciente boca abajo sobre el borde de la mesa de exploración para que las caderas y extremidades inferiores cuelguen con libertad (fig. 5-12). Se estabilizan, y luego se determina si puede flexionar las rodillas. Si la rodilla se flexiona, actúa contra la gravedad y con una fuerza de grado 3, al menos (fig. 5-13). Durante la prueba, se palpa la parte medial para identificar la actividad de los músculos semimembranoso y semitendinoso (L5), y la parte lateral para evaluar el bíceps femoral (S1).

3. Para la prueba muscular del glúteo mayor, se sostiene al paciente en la misma posición y se le pide que extienda las caderas, lo que indica actividad del glúteo mayor (S1) (fig. 5-14).

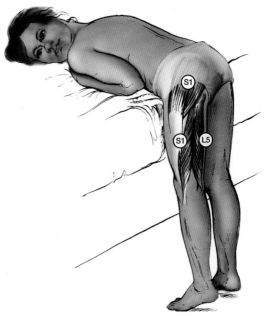

FIGURA 5-12 Posición para valorar los músculos del tendón de la corva y el glúteo mayor.

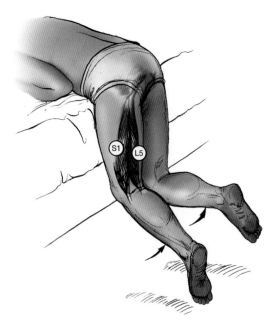

FIGURA 5-13 La contracción del músculo del tendón de la corva medial indica integridad del nivel neurológico L5; la contracción del músculo del tendón de la corva lateral indica integridad del nivel neurológico S1.

4. Es mucho más fácil examinar la función en niños pequeños si se juega con ellos que si se hace una exploración formal.
5. Hay que asegurarse que el paciente no tenga frío y esté cómodo durante la exploración.

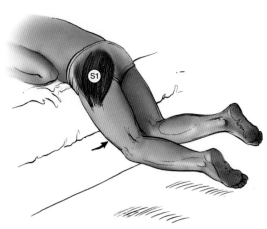

FIGURA 5-14 La contracción del glúteo mayor indica integridad del nivel neurológico S1.

6. Se pide al personal de enfermería que registre sus observaciones de cualquier movimiento espontáneo de las extremidades del paciente.

Lecturas sugeridas

Abbott, K.H., Retter, R: Protrusions of thoracic intervertebral disks, Neurology, *6*:1, 1955.

Abramson, A.S.: Bone disturbances in injuries to the spinal cord and caudaequina, J. Bone Joint Surg. Am., *30-A*:982, 1948.

——: Principles of bracing in the rehabilitation of the paraplegic, Bull. Hosp. Joint Dis., *X*:175, 1949.

——: Changing concepts in the management of spasticity, pp. 205-228 in French, J.D. Ed. Conference in basic research in paraplegia, Springfield, Thomas 1962.

——: Modern concepts of management of the patient with spinal cord injury, Arch. Phys. Med. Rehabil., *48*:113, 1967.

——: Advances in the management of the neurogenic bladder, Arch. Phys. Med., *52*:143, 1971.

——: Management of the neurogenic bladder in perspective. Arch. Phys. Med. Rehabil., *57*:197, 1976.

Abramson, A.S., Delagi, E.F.: Influence of weight bearing and muscle contraction on disuse osteoporosis, Arch. Phys. Med. Rehabil., *42*:147, 1961.

Aegerter, E., Kirkpatrick, J.A. Jr.: Orthopaedic Diseases: Physiology, Pathology, Radiology, ed. 3, Philadelphia, Saunders, 1968.

Alexander, M.A., Bunch, W.H., Ebbesson, S.O.: Can experimental dorsal rhizotomy produce scoliolis? J. Bone Joint Surg. *54*:1509-1513: 1972.

American Academy of Orthopaedic Surgeons: Symposium on Myelomeningocele, St. Louis, Mosby, 1972.

Apley, A.G.: Fractures of the spine, Ann. R. Coll. Surg. Engl., *46*:210, 1970.

——: A System of Orthopaedics and Fractures, ed. 4, London, Butterworth, 1973.

Arseni, C, Nash, R.: Thoracic intervertebral disc protrusion. J. Neurosurg., *17*:418, 1960.

Bailey, R.W., Badgley, C.E.: Stabilization of the cervical spine by anterior fusion, J. Bone Joint Surg., *42A*:565, 1960.

Bannister, R.: Brain's Clinical Neurology, ed. 4, London, Oxford, 1973.

Barr, M.L.: The Human Nervous System: An Anatomical Viewpoint, ed. 2, Hagerstown, Harper & Row, 1974.

Basmajian, J.V.: Muscles Alive, ed. 3, Baltimore, Williams & Wilkins, 1974.

Bateman, J.E.: Trauma to Nerves in Limbs, Philadelphia, Saunders, 1962.

Bauer, D.D.: Lumbar Discography and Low Back Pain, Springfield, Thomas, 1960.

Bauwens, P.: Electrodiagnosis and electrotherapy in peripheral nerve lesions, Proc. R. Soc. Med., *34*: 459, 1941.

Beetham, W.P. Jr., Polley, H.F., Slocumb, C.H., Weaver, W.F.: Physical Examination of the Joints, Philadelphia, Saunders, 1965.

Bender, M.B.: Approach to diagnosis in modern neurology, Mt. Sinai J. Med. N.Y., *33*:201, 1966.

Benson, M.K.D., Byrnes, D.P.: The clinical syndromes and surgical treatment of thoracic intervertebral disc prolapse, J. Bone Joint Surg., *57B*:471, 1975.

Bernes, S.H.: Spinal Cord Injury: Rehabilitation Costs and Results in 31 Successive Cases Including a Follow-Up Study (Rehabilitation Monograph), New York, New York Institute of Physical Medicine & Rehabilitation, New York University-Bellevue Hospital, 1957.

Bickerstaff, E.R.: Neurologic Examination in Clinical Practice, ed. 3, Oxford, Blackwell, 1973.

Bowsher, D.: Introduction to the Anatomy and Physiology of the Nervous System, ed. 3, Oxford, Blackwell, 1975.

Boyes, J.H.: Bunnell's Surgery of the Hand, ed. 3, Philadelphia, Lippincott, 1970.

Bristow, R.: Discussion on injuries to peripheral nerves, Proc. R. Soc. Med., *34*:513, 1941.

Brock, S., Kreiger, H.P.: The Basis of Clinical Neurology, ed. 4, Baltimore, Williams & Wilkins,1893.

Brown-Sequard, C.E.: Course of Lectures on Physiology and Pathology of CNS Delivered at Royal College of Surgeons, England 1858, Philadelphia, Collins, 1860.

Caafoord, C., Hiertonn, T., Lindblom, K., Olsson S.E.: Spinal cord compression caused by a protruded thoracic disc. Report of a case treated with antero-lateral fenestration of the disc, Acta Ortho.Scand., *28*:103, 1958.

Capener, N.: The evolution of lateral rhacotomy, J. Bone Joint Surg., *36-B*:173, 1954.

Carson, J., Gumper, J., Jefferson, A.: Diagnosis and treatment of thoracic intervertebral disc protrusions, J. Neur. Neurosurg. Psychiatry, *34*:68-77, 1971.

Chesterman, P.J.: Spastic paraplegia caused by sequestrated thoracic intervertebral disc, Proc. R. Soc. Med., *57*:87, 1964.

Chusid, J.G., McDonald, J.J.: Correlative Neuroanatomy and Functional Neurology, Los Altos, California, Lange, 1967.

Clark, K.: Peripheral nerve injury associated with fractures, Postgrad. Med., *27*:476, 1960.

Clark, E.: The Human Brain and Spinal Cord: a Historical Study Illustrated by Writing from Antiquity, Berkeley, University of California, 1968.

Cloward, R.B.: Treatment of acute fractures and fracture-dislocations of the cervical spine by vertical-body fusion, J. Neurosurg., *18*:201, 1961.

——: Surgical treatment of dislocations and compression fractures of the cervical spine by the anterior approach. Proc. Ann. Clin. Spinal Cord Injury Conf., 11, Veterans Admin., Washington, 1970.

Crenshaw, A.H.: Campbell's Operative Orthopaedics, ed. 5, St. Louis, Mosby, 1971.

Crosby, E., Humphrey, T., Lauer, E.W.: Correlative Anatomy of the Nervous System, New York, Macmillan, 1962.

Daniels, L., Williams, M., Worthingham, C.: Muscle Testing: Techniques of Manual Examination, ed. 2, Saunders, Philadelphia, 1946.

DeJong, R.N.: The Neurologic Examination, ed. 3, New York, Harper & Row, 1967.

Delagi, E., Perrotto, A., Iazzetti, J., Morrison, D.: An Anatomic Guide for the Electromyographer, Springfield, Thomas, 1975.

Dodson, W.E., Landau, W.: Motor Neuron loss due to aortic clamping in repair of coarctation, Neurology, *23(5)*:539, 1973.

Dommisse, G.F.: The blood supply of the spinalcord, J. Bone Joint Surg., *56B*:225, 1974.

Draper, I.T.: Lecture Notes on Neurology, ed. 4,Oxford, Blackwell, 1974.

Dunkerley, G.B.: A Basic Atlas of the Human Nervous System, Philadelphia, Davis, 1975.

Elliot, H.: Textbook of Neuroanatomy, ed. 2, Philadelphia, Lippincott, 1969.

Everett, N.B., Bodemier, C.W., Rieke, W.O.: Functional Neuroanatomy Including an Atlas of the Brain Stem, ed. 5, Philadelphia, Lea & Febiger, 1965.

Favill, J.: Outline of the Spinal Nerves, Springfield, Thomas, 1946.

Ferguson, A.B.: Orthopaedic Surgery in Infancy and Childhood, ed. 3, Baltimore, Williams & Wilkins, 1968.

Fielding, J.W.: Cineroentgenography of the normal cervical spine, J. Bone Joint Surg., *39A*:1280, 1957.

Fisher, R.G.: Protrusions of thoracic disc; the factor of herniation through the dura mater, J. Neurosurg., *22*:591, 1965.

Globus, J.H.: Neuroanatomy; a guide for the study of the form and internal structure of the brain and spinal cord, ed. 6, Baltimore, Wood, 1934.

Guttmann, L.: Surgical aspects of the treatment of traumatic paraplegia, J. Bone Joint Surg., *31B*:399, 1949.

——: Early management of the paraplegic in symposium on spinal injuries, J. R. Col. Surg., 1963.

——: Spinal Cord Injuries; Comprehensive Management and Research, Oxford, Blackwell, 1973.

Guyton, A.C.: Structure and Function of the Nervous System, Philadelphia, Saunders, 1972.

Haley, J.C., Perry, J.H.: Protrusions of intervertebral discs. Study of their distribution, characteristics and effects on the nervous system, Am. J. Surg., *80*:394, 1950.

Hardy, A.G., Rossier, A.B.: Spinal Cord Injuries, Orthopaedic and Neurological Aspects, Stuttgart, Thieme, 1975.

Harrington, P.: Spinal fusion in the treatment of idiopathic adolescent scoliosis, J. Tenn. Med. Assoc., *56*:470, 1963.

Hausman, L.: Illustrations of the Nervous System: Atlas III, Springfield, Thomas, 1961.

Hawk, W.A.: Spinal compression caused by ecchondrosis of the intervertebral fibrocartilage; with a review of the recent literature, Brain, *59*:204, 1936.

Haymaker, W., Woodhall, B.: Peripheral Nerve Injuries, Philadelphia, Saunders, 1953.

Helfet, A.J.: Disorders of the Knee, Philadelphia, Lippincott, 1974.

Hendry, A.: The treatment of residual paralysis after brachial plexus injuries, J. Bone Joint Surg., *31B*:42, 1949.

Henry, A.K.: Extensile Exposure, ed. 2, Baltimore, Williams and Wilkins, 1959.

Holdsworth, F.W.: Fractures, dislocations, and fracture-dislocations of the spine, J. Bone Joint Surg., *45B*:6, 1963.

——: Fractures, dislocations and fracture-dislocations of the spine, J.Bone Joint Surg., *52A*:1534-1551, 1970.

Holdsworth, F.W., Hardy, A.: Early treatment of paraplegia from fractures of the thoracolumbar spine, J. Bone Joint Surg., *35B*:540, 1953.

Hollinshead, W.H.: Anatomy for Surgeons. The Back and Limbs, vol. 3, New York, Hoeber, 1958.

Holmes, R.L., Sharp, J.A.: The Human Nervous System: A Developmental Approach, London, Churchill 1969.

Hoppenfeld, S.: Congenital kyphosis in myelomeningocele, J. Bone Joint Surg., *49B*: 1967.

——: Physical Examination of the Spine and Extremities, New York, Appleton Century Croft, 1976.

——: Scoliosis, Philadelphia, Lippincott, 1967.

House, E.L., Pansky, B.: A Functional Approach to Neuroanatomy, New York, McGraw-Hill, 1960.

Howorth, B., Petrie, J.G.: Injuries of the Spine. Baltimore, Williams & Wilkins, 1964.

Hulme, A.: The surgical approach to thoracic intervertebral disc protrusions, J. Neuro. Neurosurg. Psychiatry, *23*:133, 1960.

Hussey, R.W., Stauffer, E.S.: Spinal cord injury; requirements for ambulation, Arch. Phys. Med., *54*:544, 1973.

Kaplan, E.B.: The surgical and anatomic significance of the mammillary tubercle of the last thoracic vertebra, Surgery, *17*:78, 1945.

—— (translator) [Duchenne, G.W.]: Physiology of Motion, Philadelphia, Saunders, 1959.

Keim, H.A., Hilal, S.D.: Spinal angiography in scoliosis patients, J. Bone Joint Surg., *53A*:904, 1971.

Kelikian, H.: Hallux Valgus, Allied Deformities of the Forefoot and Metatarsalgia, Philadelphia, Saunders, 1965.

Kilfoyle, R.M., Foley, J.J., Norton, P.L.: Spine and pelvic deformity in childhood and adolescent paraplegia. A study of 104 cases, J. Bone Joint Surg., *47A*:659, 1965.

Kostiuk, P.G., Skibo, G.G.: Structural characteristics of the connections of the medial descending systems with the neurons of the spinal cord, Neirofiziologiia, *4(6)*:579, 1972.

Krieg, W.J.: Functional Neuroanatomy, ed. 3, Evanston, Brain Books, 1966.

Kroll, F.W., Reiss, E.: Der thorakaleBandscheibenprolaps, Dtsch. Med. Wochenschr., *76*:600, 1951.

Kuntz, A.: A Textbook of Neuroanatomy, ed. 5, Philadelphia, Lea & Febiger, 1950.

Larsell, O.: Anatomy of Nervous System, ed. 2, New York, Appleton-Century-Crofts, 1951.

Lees, F.: The Diagnosis and Treatment of Diseases Affecting the Nervous System, London, Staples Press, 1970.

Leffert, R.D.: Brachial-plexus injuries, N. Eng. J. Med., *291(20)*: 1059, 1974.

Lewin, P.: The Foot and Ankle, Philadelphia, Lea & Febiger, 1958.

Logue, V.: Thoracic intervertebral disc prolapse with spinal cord compression, J. Neur., Neurosurg. Psychiatry, *15*:227, 1952.

Love, J.G., Keifer, E.J.: Root pain and paraplegia due to protrusions of thoracic intervertebral disks, J. Neurosurg., *7*:62, 1950.

Love, J.G., Schorn, V.G: Thoracic disc protrusions, JAMA, *191*:627, 1965.

Lyons, W.R., Woodhall, B.: Atlas of peripheral nerve injuries, Philadelphia, Saunders, 1949.

McBride, E.D.: Disability Evaluation, ed. 5, Philadelphia, Lippincott, 1953.

Mac Nab, I.: Acceleration of injuries of cervical spine, J. Bone Joint Surg., *46A*:1797, 1964.

Malamud, N., Hirano, A.: Atlas of Neuropathology, Berkeley, University of California Press, 1974.

Manter, J.T., Gatz, J.: Essentials of Clinical Neuroanatomy and Neurophysiology, ed. 5, Philadelphia, Davis, 1975.

Mathews, W.: Diseases of the Nervous System, ed. 2, Oxford, Blackwell, 1975.

Medical & Technical Summaries Inc: Neuroanatomy, 1959-60 ed., Washington, Sigma Press, 1959.

Menard, V.: Etude Pratiquesur le Mal du Pott, Paris, Masson, 1900.

Mercer, W., Duthie, R.B.: Orthopaedic Surgery, London, Arnold, 1964.

Mettler, F.A.: Neuroanatomy, ed. 2, St. Louis, Mosby, 1948.

Michaelis, L.S.: Orthopaedic Surgery of the Limbs in Paraplegia, Berlin, Springer, 1964.

Middleton, G.S., Teacher, J.H.: Injury of the spinal cord due to rupture of an intervertebral disc during muscular effort, Glasgow Med. J., *76*:1-6, 1911.

Mitchell, G.A.G.: Essentials of Neuroanatomy, Edinburgh, Livingstone, 1971.

Mixter, WJ., Barr, J.S.: Rupture of the intervertebral disc with involvement of the spinal canal, N. Eng. J. Med., *211*:210, 1934.

Morris, J.M., Lucas, D.B., Bresler, B.: Role of the trunk in stability of the spine, J. Bone Joint Surg., *43A*:327, 1961.

Muller, R.: Protrusions of thoracic intervertebral disks with compression of the spinal cord, Acta Med. Scandin., *139*:99, 1951.

Nachemson, A.: The lumbar spine, an orthopaedic challenge, Spine, 1:69, 1976.

Nachemson, A.: Morris, J.: In vivo measurement of intradiscal pressure, J. Bone Joint Surg., *46A*:1077, 1964.

Naffziger, H.C.: The neurological aspects of injuries to the spine, J. Bone Joint Surg., *20*:444, 1938.

Netter, F.H.: The Ciba Collection of Medical Illustrations, Summit, Ciba Pharmaceutical Products, 1953.

Newman, P.H.: The etiology of spondylolisthesis, J. Bone Joint Surg., *45B*:1963.

Nicoll, E.A.: Fractures of the dorsolumbar spine, J. Bone Joint Surg., *31B*:376, 1949.

Olsson, O.: Fractures of the upper thoracic and cervical vertebral bodies, Acta Chir. Scand., *102*:87, 1951.

Peck, F.C.: A calcified thoracic intervertebral disk with herniation and spinal cord compression in a child, J. Neurosurg., *14*:105, 1957.

Peele, T.L.: The Neuroanatomic Basis for Clinical Neurology, ed. 2, New York, Blakiston, 1961.

Perlman, S.G.: Spinal cord injury: a review of experimental implications for clinical prognosis and treatment, Arch. Phys. Med. Rehab., *55*:81, 1974.

Perot, P.L. Jr., Munro, D.D.: Transthoracic removal of thoracic disc, J. Neurosurg., *31*: 452, 1969.

Perry, C.B.W.: The management of injuries to the brachial plexus, Proc. R. Soc. Med., *67(6)*:488, 1974.

Perry, C., Nickel, V.L.: Total cervical fusion for neck paralysis, J. Bone Joint Surg., *41-A*:37, 1959.

Petrie, J.G.: Flexion injuries of the cervical spine, J. Bone Joint Surg., *46-A*:1800, 1964.

Pool, J.L.: The Neurosurgical Treatment of Traumatic Paraplegia, Springfield, Thomas, 1951.

Quiring, D.P., Warfel, J.H.: The Extremities, Philadelphia, Lea & Febiger, 1967.

Ranney, A.L.: The Applied Anatomy of the Nervous System, Being a Study of this Portion of the Human Body from a Standpoint of Its General Interest and Practical Utility, Designed for Use as a Textbook and a Work of Reference, New York, Appleton, 1881.

Ransohoff, J., Spencer, F., Siew, F., Gage, L.: Transthoracic removal of thoracic disc, J. Neurosurg., *31*:459, 1969.

Ranson, S.W., Clark, S.L.: The Anatomy of the Nervous System: Its Development and Function, ed. 10, Philadelphia, Saunders, 1959.

Reeves, D.L., Brown, H.A.: Thoracic intervertebral disc protrusion with spinal cord compression, J. Neurosurg., *28*:14, 1968.

Roaf, R.: A study of the mechanics of spinal injuries, J. Bone Joint Surg., *42-B*:810, 1960.

Salter, R.B.: Textbook of Disorders and Injuries of the Musculoskeletal System, Baltimore, Williams & Wilkins, 1970.

Sandiffer, P.H.: Neurology in Orthopaedics, London, Butterworth, 1967.

Santee, H.E.: Anatomy of Brain and Spinal Cord, ed. 3, Chicago, Colegrove, 1903.

Schneider, R.C.: Surgical indications and contraindications in spine and spinal cord trauma, Clin. Neurosurg., *8*:157, 1962.

Schultz, R.J.: The Language of Fractures, Baltimore, Williams & Wilkins, 1972.

Seddon, H.J. ed.: Peripheral Nerve Injuries, Medical Research Council Spec. Report Series No. 282, London, H.M. Stationery Office, 1954.

Seddon, H.J.: Surgery of nerve injuries, Practitioner, *184*:181, 1960.

Sharrard, W.J.W.: The distribution of permanent paralysis in the lower limb in poliomyelitis: A clinical and pathological study, J. Bone Joint Surg., *37-B*:540, 1955.

——: Muscle paralysis in poliomyelitis, Br. J. Surg., *44*:471, 1957.

——: Poliomyelitis and the anatomy of the motor cell columns in the spinal cord, Extrait du VII Symposium, pp. 241-245, Oxford 17-20, 1961.

——: Posterior iliopsoas transplantation in the treatment of paralytic dislocation of the hip, J. Bone Joint Surg., *46-B*:1964.

——: The segmental innervation of the lower limb muscles in man, Ann. R. Col. Surg. Engl., *35*:106, 1964.

——: Paediatric Orthopaedics and Fractures, Oxford, Blackwell, 1971.

——: Spina Bifida, A Symposium on Paralysis Shore, N.A.:Occlusal Equilibration and Temporomandibular Joint Dysfunction, ed. 2, Philadelphia, Lippincott, 1976.

Sidman, R.L., Sideman, M.: Neuroanatomy: A Programmed Text, Boston, Little, Brown, 1965.

Smith, C.G.: Basic Neuroanatomy, ed. 2, Toronto, University of Toronto Press, 1971.

Southwick, W.O., Robinson, R.A.: Surgical approaches to the vertebral bodies in the cervical and lumbar regions, J. Bone Joint Surg., *39-A*:631, 1957.

Spinner, M.: Injuries to the Major Branches of Peripheral Nerves of the Forearm, Philadelphia, Saunders, 1972.

Spofford, W.R.: Neuroanatomy, London, Oxford University Press, 1942.

Stauffer, E.S.: Orthopaedic care of fracture dislocations of the cervical spine, Proc. Ann. Veterans Admin. Clin. Spinal Cord Injury Conf., Washington, Veterans Admin., 1970.

Steegmann, A.J.: Examination of the Nervous System, Chicago, Year Book, 1956.

Steindler, A.: Kinesiology of the Human Body, Springfield, Thomas, 1955.

Suttong, N.G.: Injuries of the Spinal Cord. The Management of Paraplegia and Tetraplegia, London, Butterworth, 1973.

Svien, H.J., Karaviti, A.L.: Multiple protrusions of the intervertebral disks in the upper thoracic region, Proc. Staff Meet Mayo Clin., *29*:375-378, 1954.

Swan, J.: A Demonstration of the Nerves of the Human Body, London, Longman, 1834.

Tachdjian, M.O.: Pediatric Orthopaedics, vols: 1, 2, Philadelphia, Saunders, 1972.

Taiushey, K.G.: Changes in the spinal cord following its complete sectioning at the so-called critical levels, Arch. Anat. Histol. Embryol. (Strasb), *86*, 1971.

Thomson, J.L.G.: Meylography in dorsal disc protrusion, Acta Radio. [Diagn.](Stockh.), *5*:1140, 1966.

Truex, R.C., Carpenter, M.B.: Human Neuroanatomy, ed. 5, Baltimore, Williams & Wilkins, 1969.

Turek, S.L.: Orthopaedics: Principles and Their Application, ed. 2, Philadelphia, Lippincott, 1967.

Watson-Jones, R.: Primary nerve lesions in injuries of the elbow and wrist, J. Bone Joint Surg., *12*:121, 1930.

——: Fractures and Joint Injuries, ed. 4, vol. 2, Baltimore, Williams & Wilkins, 1955.

Weiner, H.L., Levitt, L.P.: Neurology for the House Officer, New York, Medcom Press, 1973, 1974.

Whitesides, T.E., Kelley, R., Howland, S.C.: The treatment of lumbodorsal fracture-dislocations (abstr), J. Bone Joint Surg., *52-A*:1267, 1970.

Winter, R.B., Moe, J.H., Wang, J.F.: Congenital kyphosis. Its natural history and treatment as observed in a study of 130 patients, J. Bone Joint Surg., *55-A*:223, 1973.

Wyke, B.D.: Principles of General Neurology, New York, Elsevier, 1969.

Zachs, S.I.: Atlas of Neuropathology, New York, Harper & Row, 1971.

Índice

Nota: Los números de página seguidos de la letra *f* y *t* refieren a figuras y tablas, respectivamente.